馬西屏

我的神鬼靈療傳奇

大師、宮廟與奇療生死之旅

馬西屏
著

各界推薦

李嗣涔／臺大前校長
劉寶傑／《關鍵時刻》主持人
謝哲青／作家、知名節目主持人
朱子豪／臺大地理環境資源系教授
李豐楙／政治大學名譽講座教授
江學洹／美國脊骨神經醫學博士，現任台灣凱羅健康協會理事長
林金郎／文學暨宗教作家

——盛讚推薦

★「從小的科學教育、社會氛圍、塑造出銅牆鐵壁的唯物論世界觀圍困著我們對宇宙的認知，作者因生病對唯物論產生了懷疑，固有銅牆鐵壁的認知出現了裂縫，他從裂縫中看出去，實際去體驗另外一個世界，展開了靈界的旅遊，充滿了刺激與驚奇。」

——**李嗣涔**（臺大前校長）

★「聯繫諸篇具現一位資深媒體人的奇病／奇醫人生，其中留下許多的生命鑑戒，值得有心人細加體會！」

——**李豐楙**（政治大學名譽講座教授）

★「馬先生精彩的求醫過程，道出傳統醫學與輔助醫學對病人的重要，值得大家深思。」

——**江學洹**（美國脊骨神經醫學博士，現任台灣凱羅健康協會理事長）

推薦序——朱子豪

臺大地理環境資源系教授

宇宙的奧妙超乎我們的想像，人們覺得科學萬能，很多的宗教與玄學都是無稽之談或迷信。我在臺大教書三十年，也算是個科學人；由於種種機緣，有機會參透部分的宇宙奧祕，體悟到一般人看不到，感受不到的無形世界。我看到很多無形與人類之間的關係與互動，以及宇宙更高層次的天道，所以直覺感覺宇宙中人類以外的生靈可能有更高次元的存在，也就是大多宗教主張的靈魂界、宇宙多元的層次，與部分科學家主張的高次元境界。

現今科學求的是宇宙的真理，但由於我們有限的感知能力與宇宙見識都太過渺小，所以無法以管窺天。因科學與科技的進化，人們漸漸發覺很多過去的神話、玄學都成了科學的預言，也有很多都成為事實，或於人世間實踐。如量子科學發現遠端糾纏、瞬間移動，都被證實是可能的，能量間可以自由的轉換，物質也可以相互轉換。最後領悟到宇宙的發展是雙軌道：一是超能力、一是高科技。超能力超越一般人能感知與控制的萬事萬物；而高科技則是將此些的超能力的感知與控制力，轉為人人可操作的設備或工具。

馬先生是位見多識廣的媒體人與學者，他將自己親身的生死經歷、與眾多超能力大師相處的神奇事蹟，以故事般流暢的文筆記錄呈獻給大家；也讓我們能夠進一步瞭解在超越科學的宗教與玄學中，所隱藏著的宇宙真理。在過去，有高人或奇人可以感知、體悟船舶領界的訊息；在未來，這些訊息與能力可能可以透過科學驗證，或成為新科技設備，讓大多數的凡人使用。

書中描述的天心聖殿關天師是我的師父。關天師一生有很多神蹟，也有很多信眾照下這些神蹟的照片，可供佐證。關天師其實是無形關天師（天上的神明）的地上代言人，他以降世的方式開啟神能，執行救世濟人任務長達四十年。何婆婆則是因為生病，而被靈界選為人靈間的溝通管道，也就是一般人說的「通靈者」，任何靈都可以上她的身說話、與人溝通，傳遞靈界的訊息。這也是一種特殊管道，揭露許多的靈界的知識與訊息，讓靈界對於我們而言，不再是一個全然無知的世界。靈界與物質界有一個很難跨越的介面，如同兩個國度的國界：物質界能劃分為許多國家與地方，而靈界也是一樣有許多層次（分為高、低）與不同的聚落（多用物以類聚的方式形成）。

世界的先知多為孤寂的，因為他們所知的遠超過一般凡人的了解，故多不為人所信或半信半疑。若回顧人類的歷史，西方有大祭師、中國商朝就已有巫與祝的通天官員，原住民也有巫師可以治病、預言及教導天道知識。由此可知靈界與物質界一直都有溝通的管道，可能是透過有超能力的通靈者、先知傳播；也可能是透過夢境或直覺的靈感傳遞訊息，這些管道陸陸續續透露了許多靈界的訊息與知識。也有人到過靈界又回到物質界，例如瀕臨死亡經驗的人所撰寫的書籍，就彷彿一種異邦國度所見所聞的遊記（可比喻成靈界的馬可波羅遊記）。馬先生於書中提供了自己親身經歷、對靈界的瞭解，這又讓我們對於靈界有更進一步的掌握；其中未能驗證的，未來的科學一定會有機會驗證或實踐，大家可以拭目以待。

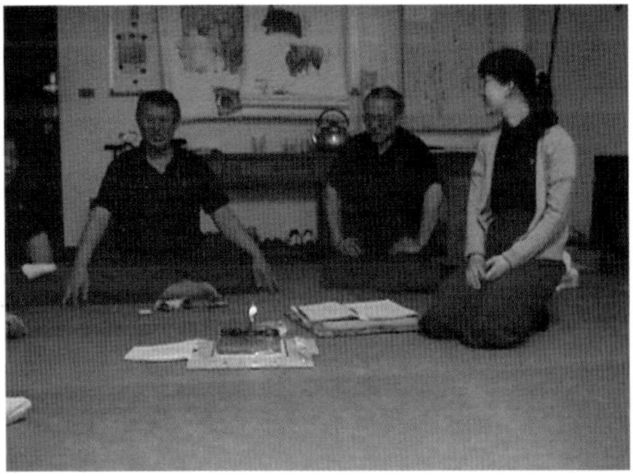

⬆姜老師在中間點上蠟燭。

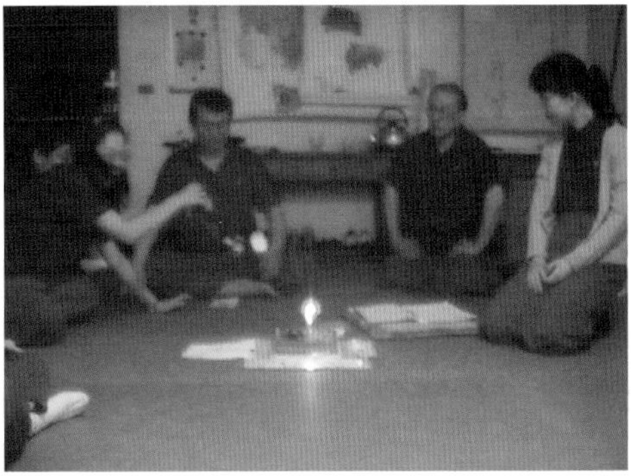

⬆將丹吐出靠近蠟燭，蠟燭小火光瞬間變成燈泡大小。

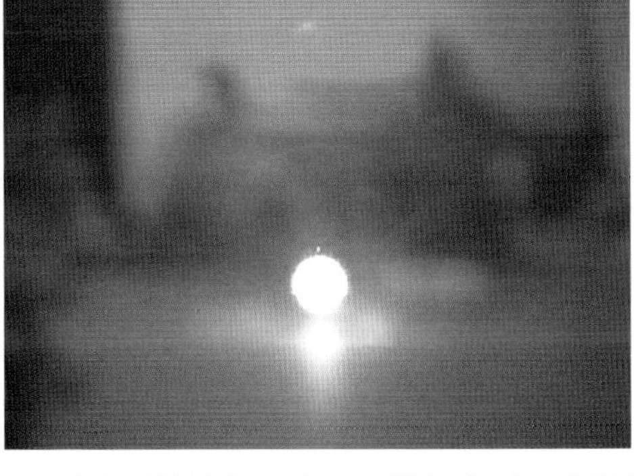

⬆丹到蠟燭上方，蠟燭變成圓形。

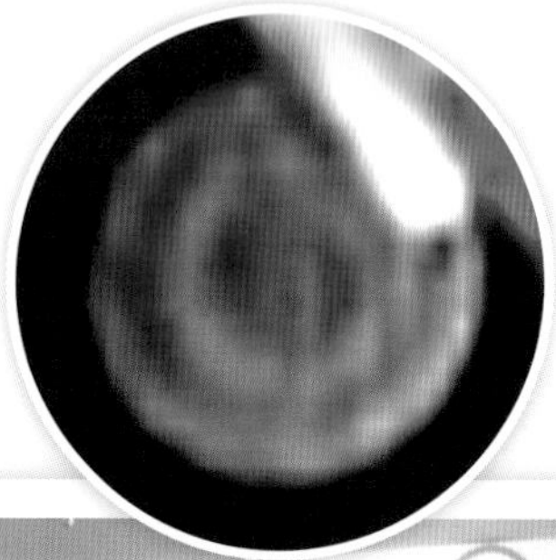

➡局部放大圖。

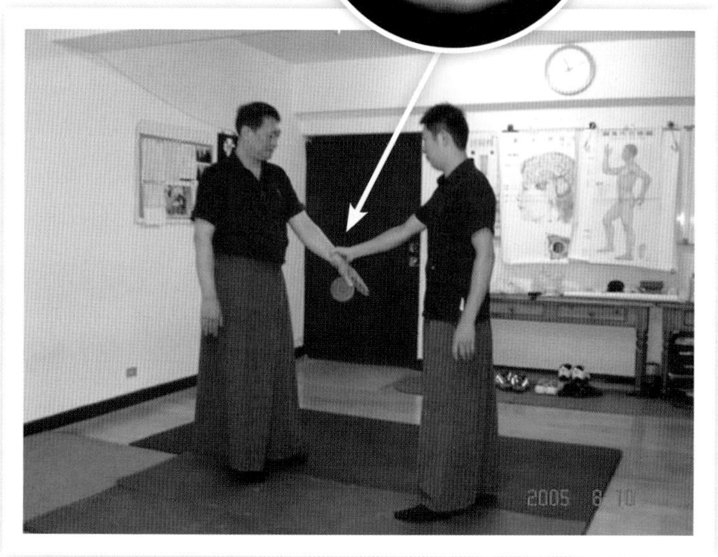

⬆姜老師吐丹。

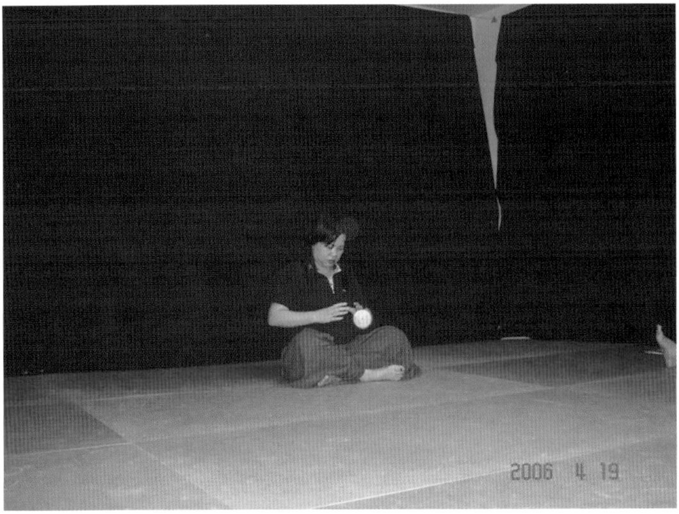

⬆師姐吐丹。

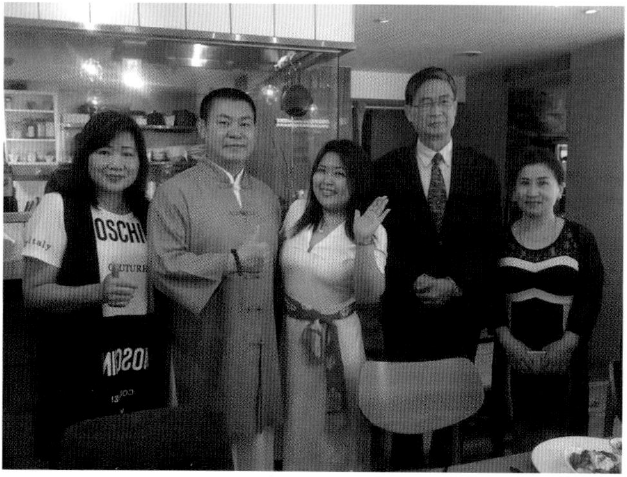

⬆筆者與中華民國演藝工會楊芸蘋理事長、萬真大師、日本「天使之音」堀澤麻衣子、大陸海豚音歌手代曉慧（由左至右）合照。

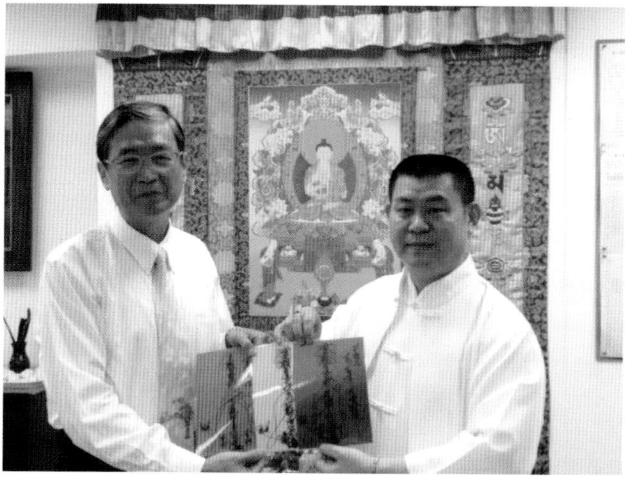

⬆萬真大師致贈三張咒語卡片，祝筆者未來一片坦途。

（參見神鬼篇第四章）

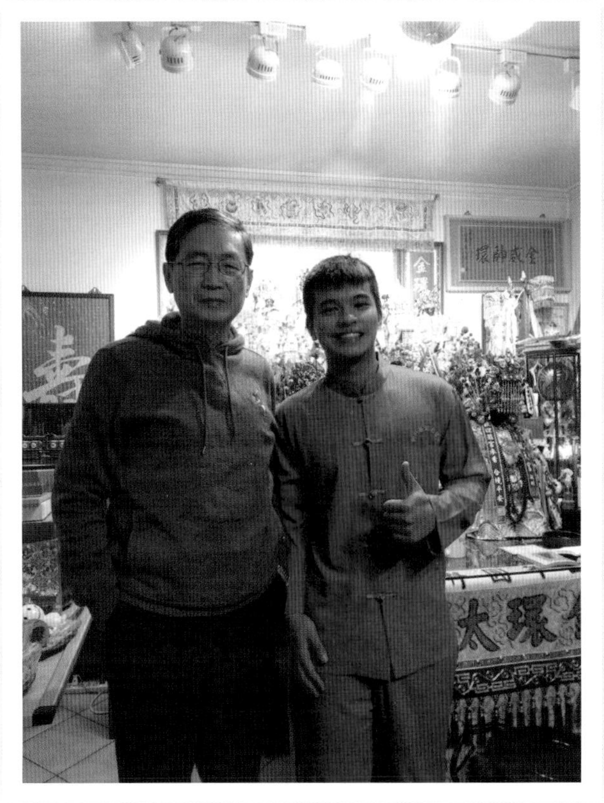

⬆筆者與金環太子會「通靈少年」潘家齊合照。

（參見神鬼篇第五章）

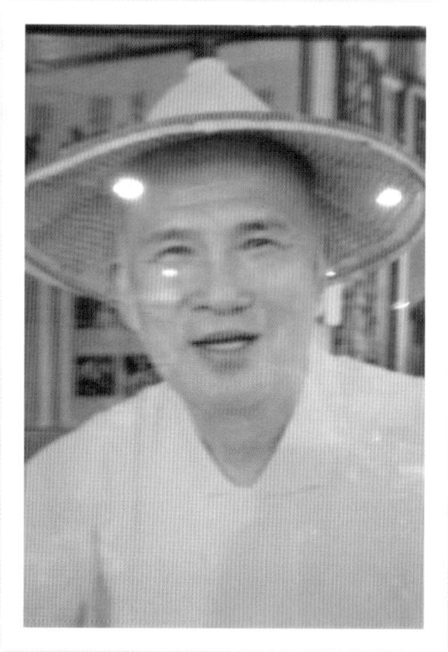

⬆關天師，照片中的白點是靈體。

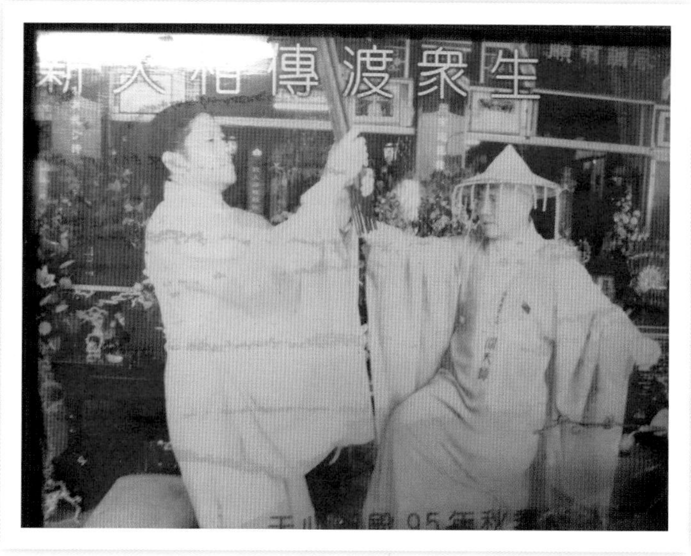

⬆朱子豪教授與師父關天師。

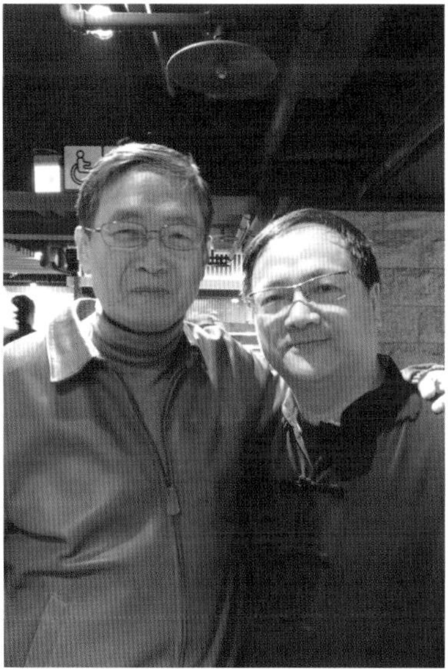

⬆筆者與江柏樂老師。

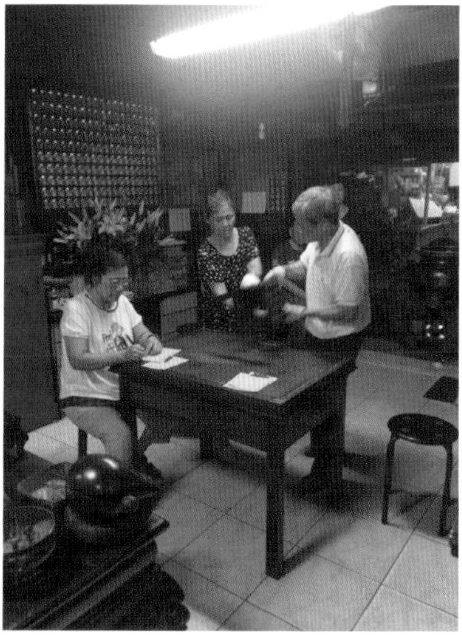

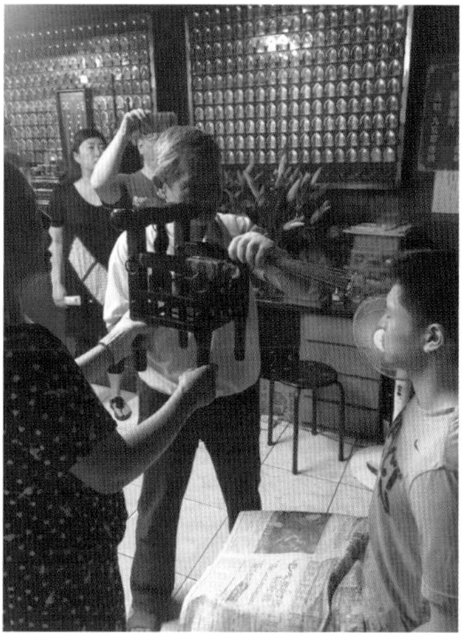

⬆九玄宮的「扶鸞問事」現場，在臺灣已經相當少見。

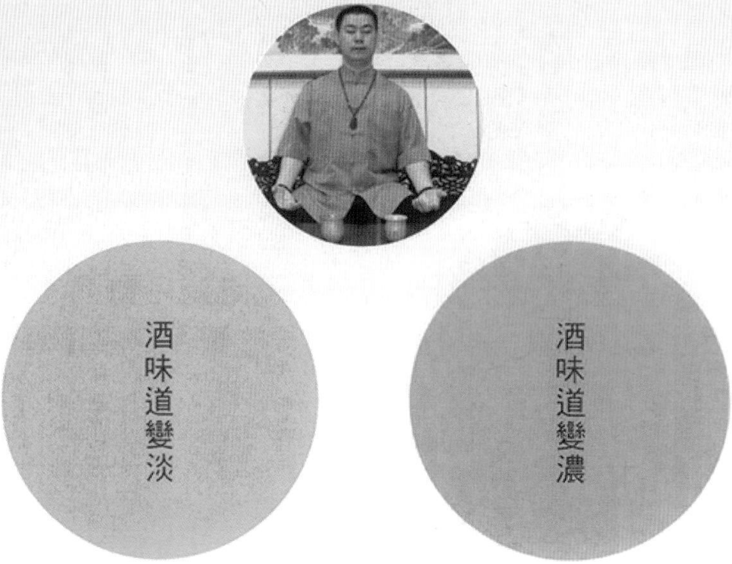

（此二圖已被設定宇宙信息，不妨試試看！）

⬆請準備二杯烈酒，一杯在杯上畫「○」做記號，放入左上方「味道變淡」的藍圓圈內；另一杯在杯上畫「╳」的記號，放入右上方「味道變濃」的粉紅圓圈內；約一分鐘後，不同圓圈內的酒或醬油將有不同的變化！

※ 請先試喝左上方淡藍色圓圈內味道變淡的酒或醬油，再試喝右上方粉紅色圓圈內味道變濃的酒或醬油。

出版緣起：我想活下去——懇請大家一起祈福

各位一開始看到這個標題，一定會大吃一驚！但請冷靜聽我心平氣和地說一個故事。

五年前我經歷了一次嚴重的心臟手術，感謝老天讓我平安康復。天仙液集團盧繼徽總裁到醫院、家裡探視我，並且提供了他公司的產品冬蟲夏草讓我無限吃，一箱一箱地往家裡搬。我身體也因此稍微好了點，第一次訪友就去拜訪盧總裁，向他道聲謝謝。

到公司時剛好盧總裁有事，我便被安排到會議室稍候。會議室中已經有兩位貴賓，其中是一位我聞名已久，卻無緣識荊的通靈大師，我在電視上不只一次講過大師的故事，故事非常感人也很靈異。

出乎意料地，大師對我說：「恭喜你渡過了這一劫，但是五年後你還有一個生死劫，這個劫你過不去。」

我聽了當然一驚，但是並不害怕，反正是五年後的事情，而且我當時正在寫新書《穿雲：崇蘭里的故事》。我在書裡訪問了被調到黑蝙蝠中隊的劉玉華叔叔，問他害不害怕？他瀟灑地說：如果一直害怕就算是殉職了，日子也過得不快樂；如果沒有殉職，又何必讓自己過得不快樂？這一段話給我的影響非常大，所以我並沒有很在意。

而五年的時間到了，就是今年！

我將這件事情告訴了萬真大師（詳見本書大師篇第三章），大師替我做了「消災除穢」功法，並給了我裡面放有三張符的「消災平安福袋」。然後萬真大師說：「沒事了！」

之後，我在今年年初陰錯陽差地認識了球哥（三太子）（詳見本書神鬼篇第四章）。球哥說：「你今年確實有一個生死劫，不是不能化解，但不是靠我化解，要靠我們一起來化解。我會幫你的忙，但最重要的是：你自己該怎麼做。你自己要仔細想一想，如果想不清楚，再來找我，我再告訴你。」

球哥又講了一句話，令我為之一振：「這次的生死劫，如果你渡過的話，未來會很長壽。」

我追問：「是哪一種生死劫？」「生病，要當心病毒細菌。」哇！沒想到球哥講了不到半個月，大陸就爆發新冠肺炎，我恐怕是最驚心動魄的人。不過我決定抱持平常心，正常過日子。

接著，球哥給了我兩個暗示：「第一：你自己要做一些改變。第二：你如果不上電視，會不會生活有困難？」

我說：「不會！」球哥說了聲「那好」，又再補一句：「有兩個月要特別注意，渡過就沒事了。」（是哪兩個月，還請容我保密。）

接著在今年大年初三，盧繼徽總裁帶我到非國師蘇仁宗老師家（見本書大師篇第六章），蘇仁宗老師的塔羅牌微祕儀占卜術相當有名，連郭台銘、柯文哲都曾去找他。蘇仁宗老師用塔羅牌幫我一算，說：「這一劫可以過，沒問題！」

經過這些過程，我心中仍不免稍許忐忑。

過完春節，在萬真大師請吃春酒時，我在席間遇到了一個有功力的朋友。他說他並不知道這個劫是否已化解，但人的命氣是由氣場決定，如果能夠集氣，這個劫一定可解。

因此，我決定將此緣起寫於本書開頭，讓大家看到這裡的時候，都能夠說一聲：「西屏老師，加油！」

這一句話就是氣場，如果大家能幫我集氣，我就一定有信心能看到明年元旦的日出。

謝謝您！懇請各位讀者一起為我祈福。

目錄

各界推薦 003
推薦序 005
出版緣起：我想活下去——懇請大家一起祈福 017
前言一 我得了不可解的怪病 025
前言二 外丹功祖師爺張志通大師 035
大師篇 041
第一章 妙手識天機——陳師父 043
第二章 吐丹驚鬼神——姜老師 057
第三章 氣轉太極——萬真大師 069

第四章　瑞芳復生堂陳師父　091
第五章　上帝的手勢——荊宇元醫師、江學洹醫師　099
第六章　各式各樣民間奇療　113

神鬼篇　129

第一章　「靈體醫學」朱惠慈老師，新竹濟公師父　131
第二章　雞皮疙瘩林師姐　149
第三章　行天宮異象，光有府黃師父　159
第四章　金環太子會球哥，中和老師　171
第五章　關天師與朱子豪博士，女媧廟　189
第六章　九玄宮與江柏樂，無極金露元心宮林裕仁老師　203
第七章　幸天宮與江柏樂，三芝何婆婆　217

後記　定靜的智慧：強的人最安靜、對的人不喧嘩　231

前言一　我得了不可解的怪病

大約是十年前，有一晚去上《關鍵時刻》，寶傑問：「西屏，你怎麼說？」西屏竟然無法說。

我竟然完全發不出聲音，感覺聲音被壓抑在喉嚨裡，一想用力出聲，頓時天旋地轉。我連忙去臺大醫院看急診，但查不出原因，自此開啟了我的奇幻治療之旅。

這樣的情形從偶爾開始，變成常態。我上《關鍵時刻》，還沒換我就講不出話，只好立刻請黃創夏兄代替我講。我去了醫院，但都「查不出原因」。

當時我在三所大學都有開課，造成很大的困擾。在華梵大學的課，幸好班上有兩位體育系的男生善於按摩，在課堂上講不出話來時，我就請他們兩位幫我按摩一下，紓緩不少。文化大學新聞所碩士在職專班的課，我有次一大早進教室，在黑板上寫下「老師今天身體不舒服無法講話，大家自修」，然後搭計程車去忠孝醫院找胸腔內科陳文魁主任看診。那天是週六，陳主任做了所有的檢查，仍是「找不出病因」。

於是，我成了醫院的常客，展開了我的醫院之旅。除了婦產科與小兒科沒看之外，所有的科我都看過了，沒有看過一百位醫師，也看了超過五十位醫師。《中央日報》老同事聚餐，黃天才社長請吃飯，萬芳醫院主任秘書崔剛兄也在場，我當年在《中央日報》實習就是跟崔剛兄一起。那天我的情形極為糟糕，無法進食、講話，臉是黑的、嘴唇是紫的，明顯缺氧。崔剛兄一看不對勁，飯也不吃了，拉著我就去萬芳醫院找心臟內科陳保羅主任。保羅兄發覺我的心臟有問題，這是一個重大的發現。感謝保羅兄、新光醫院洪惠風兄、振興醫院魏崢院長，他們三位聯手找到並解決了我的心臟問題；但心臟問題只是其中的一部分，我仍未完全康復，只得繼續我的奇幻看診之旅。

我求醫的步驟如下：

第一先看西醫。大家如有身體不適，一定要先看西醫。前面有說我除了婦產科、小兒科之外，每一科都看了，包括精神科。而且我從頭到腳全身每一個器官都做了詳細檢查，有很多檢查大家可能連聽都沒聽過，甚至匪夷所思。例如現在新興的EECP體外反搏治療①，十年前臺灣才剛進口兩臺儀器要找人測試，我就是最早的試做者之一；當年要檢查我的細胞跟血球是不是有缺陷，這項檢查在臺灣是沒辦法做的，得把樣本送到美國去；再如江守山醫師為我做了詳盡的中毒檢查，包括：汞中毒、鉛中毒、銅中毒等，甚至還檢查我是不是對壁癌過敏。在這些檢查之中，光是胃鏡我就大概做了二十次。

西醫沒有用？當然有用，我今天能夠康復大半，西醫扮演了很重要的角色。看完西醫看中醫，中醫有沒有用？當然有用。中醫的中藥調理，以及針灸、紓緩、電療、按摩、整脊等，對我的病情有很大幫助。

然後我開始吃健康食品，大概吃了有一百多種，吃到連聖德科斯連鎖店都找我代言商品。我絕對是健康食品的達人，為什麼呢？第一，我每吃一種健康食品，一定詳細記錄它對我身體的改變與影響，包括：精神、睡眠、排泄、汗液、口氣等，我都有詳細記錄。第二，健康食品絕大多數都會強調免疫力，如果吃到真正免疫力強大的健康食品，我的嘴唇就會破。真正無敵的健康食品，會讓我從嘴巴破到食道跟胃，再破黏膜組織。因此哪些健康食品吃了有效，看我嘴唇是否有破、破的程度就知道。我服用每一項健康食品之前，一定先研究它的禁忌與副作用。所以，我將來也打算出一本書談談健康食品，跟大家交換心得。

其後，我的生活進入了自然養生的階段。我看過許多自然養生的醫師，包括了食物、睡眠、心情、運動、壓力……等等。我也看了許多研究報告，有機會也可以跟大家交換交換心得。

此外還有精油按摩，這個對我的幫助非常大。在我每次很不舒服的時候，只要藉由精油按摩紓緩，就可以繼續工作。我以前還在報社時就有這個問題，常常到了晚上九點多就突然頭昏暈眩，血液到不了頭部，造成缺氧。報社很多同仁都幫我按摩過肩頸，只要按摩後就能工作了。在我病得最嚴重時，也常需要按摩才能上節目，很多節目工作人員跟來賓都曾幫我按摩過。

還有氣功。我除了每天練外丹功之外，還走訪各門派，各種氣功都有接觸一些。

最後，我也尋找了其他各式各樣的治療方式。部分記載於本書大師篇第六章〈各式各樣民間奇療〉中（我上電視一定要帶一個大包包，裡面放著各式各樣的健康食品、藥品、按摩器具、精油。這引起不少節目主持人好奇，于美人、張珮珊都曾在節目中當場就將我的包包全部倒出來）。

而其中最特殊、怪異、神奇的治療經驗，就是本書的內容。可能很多人都有找大師與宮廟的經驗，那為什麼我這本書比較特殊呢？第一個原因，是因為我病了很長一陣子，許多各界好友都把自己不輕易介紹的師父和宮廟推薦給我，而他們往往都有不可思議的本領。第二，是因為我會在電視上談論這些大師與宮廟，因此每一位大師、每一間宮廟，都會以我做為試驗對象，拿出真正厲害的看家本領、拿手絕活，我才有機會能看到一個臺灣民間不可思議的奇幻世界，本書就是要寫出這個奇幻的世界。我探訪過非常多大師與宮廟，礙於篇幅，書中記載的只是其中一部分。對於書中未能提及的大師與宮廟，我在此表示深深的感謝與歉意，謝謝您們的幫助。

我也看了非常非常多的醫師，無法一一在此羅列，容我在這邊向大家說一聲謝謝，您知道我這句真心的感謝是對您說的。在這裡也要藉著本書特別指名感謝幾位醫師，我因為看病而跟他們成為好友，特別藉此機會說聲謝謝。

- 振興醫院　魏崢院長、熊名琛醫師
- 萬芳醫院　心臟內科陳保羅醫師、消化內科吳明順醫師
- 新光醫院　心臟內科洪惠風醫師、神經內科連立明醫師
- 中心診所　田可高醫師、梁榮基醫師
- 榮民總醫院　腸胃科李壽東副院長、精神科蘇東平副院長、胸腔內科馮嘉毅醫師、免疫風濕科周昌德醫師、心臟內科徐粹烈醫師、潘如濱醫師
- 臺大醫院　王正一副院長
- 三軍總醫院　大腸直腸科饒樹文醫師
- 忠孝醫院　內科主任陳文魁醫師、神經內科黃啟訓主任、王麗芬護理長。
- 國泰醫院　耳鼻喉科王拔群主任
- 雙眼明眼科診所　何一滔院長、賴美杏小姐
- 康瑞耳鼻喉科　陳政和醫師、張明達醫師
- 大家好診所　鄭智仁醫師
- 吳明珠中醫師、陳朝龍中醫師、朱樺中醫師

最後，還有三軍總醫院松山分院。

我生病期間不敢打高爾夫球，停打了整整八年半沒有上場，長庚高爾夫球場看我沒再去打球，就把我的榮譽會員證給取消了。其實我很少去長庚高爾夫球場打球，但這個會員證我非常珍惜，因為是王永慶先生親自給我的。有天我與王永慶先生會餐，王永慶先生少見幽默地說：「多到我的球場、就可以少到我的醫院。」我回了一句：「長庚打球太貴了。」王永慶先生當場指示給我一張榮譽會員證。我沒想到他竟然記住了這件事，後來有一天，我與王永慶先生、王瑞瑜小姐三人在長庚二樓辦公室旁的小房間吃盤餐。王永慶先生問道：「你有沒有去我的球場？」我答有，他便說，你可以注意長庚球場的管理，包括桿弟。可見當年長庚球場的管理也蘊含了臺塑精神。也就因為王慶先生說的一句：「多到我的球場、就可以少到我的醫院。」所以即使長庚就在我家對門，我也非常少去長庚看病，而是改去三軍總醫院松山分院。

懷念王永慶先生！

我生病期間停打高爾夫球，但仍然需要維持運動習慣，就天天打網球。在我病得最嚴重的時候，打網球是非常痛苦的事，打幾局我就天旋地轉、臉色蒼白，而且嘴唇發紫、氣喘如牛。距離球場旁廿公尺就是三軍總醫院松山分院急診室（我特意找的，安全第一），我不舒服就去急診室坐著，以防萬一，順便量一下血壓跟血氧，真是一段艱辛的打球日子。特別感謝急診室薛如婷醫師以及工作人員、譚光還院長、魯子全院長、林致穎院長、泌尿外科主任李俊德醫師、大腸直腸科主任傅軍毓醫師，他們不只替我治療，還幫我轉介安排很多其他科的檢查，真心謝謝！

1. 一種非侵入性的體外機械輔助循環裝置，功用在於促進心臟功能與全身血管再生。

前言二　外丹功祖師爺張志通

我一向以臺大校長傅斯年的信徒自居，對於各種奇醫奇術從來不相信、不接觸、不理會。傅斯年校長有一次感冒拖了三個月沒好，一直去臺大醫院看診。有好友勸他去看看中醫，校長便回說：「我生病的是身體，不是頭腦。」意思就是他連中醫都不相信。

所以沒想到我竟然會出這樣一本書，事事難料！讓我有如此轉變，第一個原因當然就是病了。當你生病的時候，你什麼都會相信，只要誰能治好病，誰就是神。第二個原因是受到張志通大師的影響，他是我這輩子第一位接觸到有功力的大師。

與張大師相知相識，是生命中的一場奇緣。

當年《中央日報》與中華外內丹功研究學會推動合作計劃，外內丹功學會為中央日報推廣報份，初期以兩萬份為目標，最終為十萬份；《中央日報》則以新聞推廣外內丹功。推廣分為三種方式：第一，用新聞版面刊登外內丹功活動訊息；第二，在專刊版連載外內丹功練功心法；第三，就是在《星期天週刊》連載張大師傳記。社長指示寫傳記的工作交給我來負責，但當時我並不相信外內丹功。

我與張大師第一次見面是在社長的貴賓室。當時報社各單位長官群聚一堂，張大師看出這些新聞人對外內丹功存有疑慮，當場露了一手「移行換位」。他一走進來，瞬間一跨步就從老遠距離走到石永貴社長面前，讓人嘖嘖稱奇。然後大師又親自示範彈腿與大小仙鶴步，那是師父最後一次親自在眾人面前表演，舞來剛柔並濟，虎虎生風。他也讓蔡仁陽師兄表演外內丹功，一般人練外丹功要抖動，蔡仁陽師兄已經進到不同境界，完全靜止不動。大師讓我們觸摸蔡仁陽師兄臂部，比瑞奇馬汀的電動馬達震動得更厲害，一股電流在蔡仁陽師兄身上流動，讓我們摸得呆若木雞，科學理性破產。

大師只有每個禮拜五晚上跟禮拜六在臺北，因此我的傳記寫作就只有在每個禮拜五晚上進行，從一九八九年四月開始，一直到一九九〇年年底結束，我跟大師相處了將近九十個禮拜五夜晚。我們一邊吃飯、一邊談，有時候會出去吃清真館，黃牛肉水餃吃得最多。我很懷念那一年常和大師邊吃邊談的情形。

大師認為要寫他的自傳，一定要會外內丹功，筆下才能有精髓。大師親自為我耐心且認真地指導示範說明，還打通我的任督二脈。大師每週五晚上一回到臺北，就有很多達官顯要、鉅子商賈都來練功；但大師都不會親自指導，而是讓他們到地下室去練功，所以大家都非常羨慕我能接受大師親自指導。然而，我練了一年都沒有心得。

有天晚上入睡，突然氣機充沛，不能自已，雙腳亂踢。我立刻下床收攝心神，全身抖動有如打擺子，三十分鐘後大汗淋漓，卻心不跳氣不喘，從此先天炁呼之即來，運氣從容，終於加入外丹功行列。

我太太原本也跟著練功，但有一天突然跌坐在地，氣機失控，整個人在地上一直轉陀螺，不由自主。她嚇壞了，從此害怕走火入魔，不敢再練。

張大師喜讀《老莊》、《易經》，尤好《西遊記》、魏伯陽的《周易參同契》。他將中國古代的導引、行氣、服氣、存神、內視、守一、胎息、坐忘等方法結合起來，以人體為鼎爐，用意念結合體內能量的氣來鍛鍊，除了要清淨身體之外，也要修養心性，這才是大師真正高明之處。

跟隨張大師超過一年半的時間，這是我生命裡面第一次接觸到非科學理性的事物。大師說他可以吐丹、靈魂出竅、與狐仙結緣，也可以感受天機、看到無形的朋友，對我而言都是前所未聞，不可思議，當時我仍半信半疑。但我現在相信世界上真的有很多科學無法解釋，讓人理性上無法接受的事物。

以張大師為開端，我在生病後就走入了這樣一個世界，這本書描繪的就是這樣一個不可思議的奇遇。

張志通生於民國九年十二月一日，民國三十五年曾任天津國術館長，大力推行國術運動，名震平津，三十七年十二月時局緊迫，大師奉張銳師之命，攜丹功密笈來臺。

三十八年秋任職臺北縣九份國小，因瑞芳地區多雨，氣候潮濕，大師疾病纏身，遂啟錦盒按丹冊練功，半年恢復健康，嗣經十八年苦修，丹功練成，而達馬陰藏相，精飛全身之境界。

五十六年調永和頂溪國小，開始教導學生國術彈腿，公開傳授丹功，習者日眾，後竟遍及全省，家喻戶曉，掀起全民運動風潮。

六十七年九月中華外丹功研究學會成立，發展更為迅速，各縣市成立分支會，練功人口竟達一百五十萬人，海外開班練功者，有馬、新、菲、印、泰、日、韓、美、加、巴、墨等十餘國，丹功傳向國際，超越種族、文化、宗教與政治，成為一種成功的國民外交。

——馬西屏《外丹功祖師爺：一代奇人張志通傳》，臺灣商務（二〇〇二）

大師篇

第一章　妙手識天機——陳師父

探知病灶的神祕力量

我是因為我的助理張小姐而認識陳師父，並因而展開了一場神祕莫測的醫療神奇之旅。

二〇〇三年七月張小姐胸部不適，經過朋友的引介去找陳師父。陳師父的手才搭上張小姐的脈搏一秒，就不禁輕輕「哎呀」了一聲。

陳師父請她趕快到大醫院做詳細檢查，因為她的右胸長了一顆腫瘤，是惡性的，不過還是初期，要趕快處理。然後陳師父拿了一張Ａ４的紙，將腫瘤的位置、大小幾乘幾公分全部註記上去，畫得清清楚楚。

張小姐聽了之後心頭惶恐，朋友推薦了三軍總醫院血液腫瘤科趙祖怡主任（現為臺北癌症中心副院長）。趙主任看到這張紙時哈哈大笑，認為光憑這張紙就要做檢查，實在不可思議。不過在張小姐訴說不適症狀後，趙主任就安排了檢查。當檢查的片子出來，與A4紙一比，兩張的位置、大小，竟然完全一模一樣，連趙主任都不可置信，從此主任再也不敢輕忽這種神祕的力量

（我曾經多次向能量醫學周定三醫師求診。有次周醫師用能量儀幫我測癌症指數，發現我的淋巴有少許癌症表現，我就去找趙主任檢查，結果並未檢查出明確的病灶。但趙主任說，這並不代表就沒有問題，癌細胞目前可能還在散兵游勇階段，無法用醫學科學儀器檢查出來。所以要顧好自己，不要讓這些散兵游勇壞東西集結起來變成癌症。）

在此提一個題外話，趙主任與我都是空軍子弟，趙主任的父親趙知遠將軍是空軍官校二十六期畢業，比家父高二期，曾擔任空軍副總司令，後晉升二級上將。我曾見過趙伯伯，是位標準儒將。而趙主任的母親趙植桂是國防醫院醫

護理部畢業，也是一位注射達人，曾被病人譽為「神針」。

張小姐後來動了手術，切除部分乳房，開始認真吃陳師父提供的水劑。一直到今天，十七年來陳師父一分錢都沒向她收過。

後來，張小姐年僅四歲的外甥（小姑的兒子）眼睛很不舒服，便帶去給陳師父看。陳師父才把脈一秒鐘，又輕輕地「哎呀」了一聲，讓大家心頭一震，想著究竟發生了什麼事情？

你絕對不敢相信，從陳師父口中竟然吐出兩個字：「眼癌！」

當場沒有人敢相信。因為從來沒聽過什麼「眼癌」，更何況只是四歲的小孩，眼睛怎麼會得癌症？又到底是為什麼會得了癌症？結果家人將孩子帶去臺大醫院檢查，醫生也是一臉不可置信。但經過眼底鏡檢查、超音波檢查、眼窩磁振造影，發現竟然真的是眼癌，最後只得動了眼球摘除術。可說是驚心動魄，不可思議。

不只醫治人身，更醫治人心的大師

我生病之後，張小姐推薦我去看陳師父，展開了我與師父相識十年的奇緣。陳師父說我氣血不足，竟然自己買了木製的泡腳桶給我，並且包好一包包的藥草，要我晚上一定要用熱水泡藥草包來泡腳。陳師父還告訴我，泡腳的時候可以自己按摩腳部穴道，並且當場就叫人燒了一鍋熱水來。接著，陳師父突然蹲了下去，親自幫我按摩腳部穴道，示範應該要如何按摩。我當場深受感動，眼眶含淚；沒料到的是，這樣的故事竟然一再上演。

我六年得了三次新流感，有一次變成重症。在忠孝醫院住了五天後，被轉院送到榮總，去到榮總那天是小年夜。那一年的除夕跟春節，整個社會沉浸在歡樂的氣息中，我卻躺在冷冰冰的病房與病魔博鬥。有一天，我在睡夢中突然感覺到手腕微熱，睜開眼竟然看到陳師父在替我把脈，陳師父對我說：「放心，榮總醫術很好，你已經度過難關了！」讓我心中一陣激動與溫暖，熱淚再次盈眶。

家父是空軍退役將領，對這些事情半信半疑。於是有一天我帶家父去看陳師父，師父把脈之後立即說：「腦部血液不足，因為頸動脈有些阻塞。心臟有問題，泌尿有嚴重問題。」但家父還是半信半疑，因為只要有辦法進入醫療系統看到家父的病歷，就都能夠看到這些症狀。

這時陳師父拿出看家本領，突然轉頭對我說：「馬老師，你沒有將父親照顧好喔！怎麼讓父親營養不良？」這句話一講出來，在場所有人都大吃一驚。因為家父營養不良的事情，外人並不知曉，而且營養不良竟然可以透過把脈看出來？

家父五年前入住林口長庚養生村，每天上午有各式各樣的課程，尤其是電腦課，家父上得非常愉快，玩平板電腦玩得不亦樂乎，老師天天教他玩各種花樣。下午打麻將、晚上唱卡拉ＯＫ，忙得不亦樂乎！唯一的問題是家父不吃豬肉，也不吃一些小貝殼類的海鮮，所以每天只能吃少數重複的菜色，吃了五年後就變得有點厭食，並因此導致些許營養不良。我們便時常接父親到臺北大吃大喝，以飽口福，但這並沒有記載到病歷上。陳師父一句話，就讓家父心服口服。

類似的例子其實在診間不斷上演。我在網路部落格看到一篇看診記，就非常「典型」。一位先生帶著太太來看病，太太顯然跟家父一樣有些半信半疑，因此在填問卷的時候，故意不寫自己身體的狀況，讓疾病欄留空，想試一試陳師父的斤兩。跟家父的情況一樣，陳師父才把脈兩秒鐘，就說出一些症狀，雖然都說對了，但並不能讓病人完全信服。這時陳師父說：「妳的貧血很嚴重，主因是沒有正常吃早餐造成的。」又說：「妳早餐都拖到中午才吃，那不算早餐，以後早餐要七點以前吃。」再說：「妳的脾氣太壞了，要收斂點！」她先生一直在旁邊猛點頭。

哇！「早餐都拖到中午才吃」、「脾氣太壞了」，連這都可以把脈出來？最後，陳師父還是拿出真本領來，說她腹部有顆三公分的瘤，但應該還好，是巧克力囊腫，請她去醫院檢查。

有許多人都曾測試過陳師父，而他最厲害的，就是回答出任何病歷上看不到的奇怪毛病。例如有位病人去看診，陳師父說：「你這個人根本不適合養寵物，但你偏偏養了。」又說，「你這個人每天在家裡把東西挪來挪去一直整理，整理個沒完，一直清潔、一直洗，卻養了最會弄亂弄髒房子的寵物整死自己……而且你居然還養貓！那隻毛最多、最長的貓，你根本搞不定，你不要讓貓上床跟你一起睡。」彷彿在病人家中裝了監視器！

更玄的是，陳師父有次看診對病人說：「妳沒有什麼大毛病，要注意的是妳的母親，她的子宮有問題，快去大醫院檢查一下。」病人的母親其實人在家中，根本沒有來陪診，也從來沒看過陳師父，但他竟然可以透過病人連結到她的親人。這種事不只發生了一次，真是令人匪夷所思。

我還看到一個例子：有位保母在民權大橋發生車禍，情況嚴重到失去記憶，連自己的先生、自己的家都不認得，也必須重新學習認字。她經由介紹去向陳師父求診，兩年後她又開始重新帶孩子，除了眼睛尚未完全恢復外，一切正常。陳師父治了她兩年，也不曾收費。

祖傳八代的清朝宮廷御醫

想必讀者看到這裡，一定會想知道陳師父究竟是何方神聖。

陳師父一年四季永遠一身白色——白短上衣、白長褲、白布鞋。就算寒流來襲大冬天的，陳師父仍不改其衣，照樣一身白短上衣，臉上帶著一抹微笑。

陳師父祖傳家族都是從事藥材與問診，祖先曾是清朝的宮廷御醫，到陳師父已經是第八代。他們家是隔代傳藝，所以陳師父是由他祖父相傳的。陳師父的祖父非常厲害，連蔣宋美齡都找他看診，所以陳師父也是傳孫不傳子。他的兩個孫子目前一位在臺北醫學大學附設醫院、一位在馬偕醫院，都具有西醫的基礎，再加上陳師父的祖傳調教。

陳師父最厲害的是藥材，他大部分的時間都待在臺東山上栽種各式各樣的藥材，自己擁有大概二十幾公頃的土地，還有上百公頃以上是向原住民租借。陳師父也在大陸自行栽種藥材，連西藏喇嘛用的冬蟲夏草都是由他提供的。

陳師父除了憑藉自己的經驗處理藥材，還設立有實驗室，其中一個實驗室就設在臺大育成中心。他的實驗室裡面有醫師、藥劑師、研究生、植物學博士，以及各種先進的儀器。例如，在我病得最重的時候，陳師父曾給我吃鹿茸血製成的藥丸。我原以為鹿茸血藥丸很簡單，他卻講了許多繁複的科學製作過程，像是他自己養鹿、自己收鹿茸血，高速離心機轉速要達到兩萬以上等等，我聽得頭都昏了。再舉一個例子，有國家極高層人士生病，有朋友送給他最頂級昂貴的冬蟲夏草，他便將冬蟲夏草拿給陳師父製成藥劑。很多人吃蟲草只是買來研磨後吃，但陳師父說蟲草有三個段落，功效各不相同，不是一種病就全部都可以吃。有一個段落對肺特別好，但是根條則是對腎臟好，陳師父就將根條製成水劑給我喝。哈哈！治光！

讀者看到這裡，一定會想知道陳師父如何看診，以下分享幾點資訊：

1. 要看陳師父，一定要經由舊病人介紹，不是想去就去得了。而且現在基本上不接新病人了，舊病人看不完。

2. 陳師父不收掛號費，也不收看診費。他會開藥，第一次會由專人送藥到病人家中，大約開一週到兩週的份量，也不收錢。也就是說，第一次看診是完全不收費的。除非你吃了藥後覺得有效，再去第二次，這時才需要將第一次的藥錢付清。

3. 千萬不要測試陳師父，如果你沒按指示吃藥，卻去看第二次，師父是不會再開藥給你的。他會說「反正你又不會吃，幹嘛浪費！」他也能摸得出來你有沒有按時吃藥。

4. 陳師父對於老年人、低收入戶、癌症患者，皆不收取任何費用，藥也是免費提供（陳師父的病人之中，有65％都是癌症病人）

5. 如果陳師父發現你有重大疾病，一定會叫你去大醫院檢查、在大醫院動手術，要你相信西醫。

6. 為了完全合法，看診皆是由一位有執照的正式醫師負責，陳師父只是擔任助手，幫忙把把脈。

7. 陳師父絕不看靈異之事。什麼觀落陰、觀元辰宮、探花樹欉、化解冤親債主、增補財庫之類，他全都不理不談，千萬不要問這些。撞邪、附身要去找宮廟處理，別去找陳師父。

8. 陳師父一週只看診三天，每天只看兩小時，所以一週只看六小時。其他的時間在做什麼呢？他在臺東與大陸都買下大片山坡地，自種藥材。無事時他會去大醫院的癌症病房走走，看看那些癌症病患。

陳師父的病人分布在各行各業，我見過許多名人與地位極高的高官，礙於隱私就不提及姓名。前立委劉文雄生病前曾帶著老婆小孩求醫，陳師父斷言他心臟血管鈣化，要特別注意，力勸他去大醫院心臟科做詳細檢查。劉文雄遇到其他病患被虧說「喝酒要改啦」，劉文雄還打趣回應「改不好啦」，看完陳師父後兩個月就倒下。

陳師父也成立了基金會，主要進行藥材研究、推廣黃帝內經，並幫助一些自閉、身心障礙兒童，或是重症癌症病患。陳師父為人非常低調，聯絡方式在此就容我保密，請各位讀者見諒。

第二章　吐丹驚鬼神——姜老師

親見彷若奇幻的道家吐丹

如果我說，有人可以將丹田的內丹從口中吐出到空中，看起來圓圓的，有的紅、有的綠，且大小不一，你一定會認為我在胡說八道，這種事只有在奇幻電影裡才看得到——如果在以前，我也一定會跟你有一樣的想法。

在看到姜老師與弟子吐丹以前，我曾跟隨外丹功大師張志通兩年，張大師告訴我他能夠吐丹；其後我接觸天德教，有人告訴我天帝教的創始者李玉階使者也會吐丹。後來我查詢了古籍，發現許多內容都曾提及道家的吐丹。舉《曆世真仙通鑒》為例，裡頭就談到：「張子祥，字麟伯……（中略）……能吐腹中丹置掌中玩，或夜投器中，光芒穿屋，尋復吞之。」

我的好友廖鯉看到我身體不舒服，就介紹他的師父姜老師給我。廖鯉與我相識超過三十年，早在他在臺灣新生報擔任記者時我們就認識了。後來他擔任馬英九市長辦公室主任，我不時打電話向他請教一些事情。我在電視上講到關於馬英九的內容，都是向他求證的；而他後來也在總統辦公室任職。因此，廖鯉介紹他的師父給我，我當然是欣然接受。

去姜老師處所那天，下著傾盆大雨，廖鯉從總統府趕來親自陪同我。姜老師讓我背對他坐下，接著從錦盒中拿出好大一支金針，至少有三十公分長，放在我的百會穴。這嚇了我一大跳，還以為要把針插下去，但老師說：「這是要透過金針傳遞能量，將身體的五大系統全部打開。」

姜老師說我的問題很簡單：「用腦過度，導致百會不通，打開就好了。」百會穴是全身氣流交匯之處，也稱為萬能穴位。中醫認為「頭是諸陽之會」，因此只要疏通頭部經氣，百病自然消除。

第二次去的時候，姜老師教我做了一些簡單的功法，然後給我一張練功表，讓我固定去練功。

我去到姜老師處所，最驚訝的是每個角落都坐著閉眼默默練功的弟子，天地無聲、寂靜不動，我來與我去，他們絲毫不為所動，彷彿與外界隔離。而且姜老師跟弟子都會吐丹，能夠將丹田的內丹從口中吐到空中。有一位女弟子是竹科的工程師，吐出來的丹是紅色的，比較小，大概比網球大一點；姜老師吐出來的丹則是綠色的，比碗大一些。

姜老師會在地上點一支慶生用的小紅蠟燭，讓弟子們圍坐一圈，每個人距離小紅蠟燭大約兩公尺多，然後將丹吐出來。吐出的丹移到小紅蠟燭的火苗上面，不可思議的事就發生了，小小的火苗突然變成一個大火球，相當不可思議。

這丹還可以吐到劍上，讓劍變得沉甸甸的，揮舞時還能發出龍吟之聲，嗡嗡作響，令人詫異萬分。

我問道：「這樣要修練多久呢？」姜老師回答：「拜我為師，持續地練，八個月之後就會吐丹了。」真是太不可思議了！可惜我錯過了這個機會，因為我實在沒有辦法持續練八個月，想想相當可惜。

姜老師的功法是家族祖傳的，他的父親在他三歲的時候就讓他開始練丹功。後來老師去到大陸，走遍大江南北，跟各個道家進行練氣練丹的交流，想尋找他們家這支功法是來自何處，也想找到同門交流，但最後無功而返。一九八七年，老師在臺北自創門戶，父親只送給他一個字──「誠」。所以如果你去拜訪姜老師，一進門就會看到一個大大的「誠」字高掛。

足以讓病患甦醒的聲音能量

我在這裡再說一個不可思議的故事。姜老師有位知名的弟子曾耿元教授，他以精湛的琴藝接連獲得各項比賽大獎，包括北卡羅萊納國際藝術家首獎、紐澤西交響樂團所舉辦的全美音樂比賽第一名、一九八八年獲得華盛頓郵報國際大賽評審團及現場觀眾投票雙重首獎；一九九〇年曾教授參加莫斯科柴可夫斯基大賽，獲得「最佳新曲詮釋獎」，也是這項比賽首次獲此殊榮的東方人；一九九三年的比利時伊莉莎白國際大賽，曾教授榮獲銀牌獎，在第一回合便獲得最高評價，並旋即接受女王召見。曾教授目前任教於美國約翰霍普金斯大學琵琶地音樂學院（Peabody Institute of the Johns Hopkins University），並擔任弦樂系主任、新加坡國立大學音樂學院（Yong Siew Toh Conservatory of Music NUS）客座主任及玄音國際音樂節藝術總監。

曾耿元教授跟著姜老師修習「昊元仙炁」，所以他的小提琴遒勁聲波傳遞著五千年昊元仙炁，暖心琴波能量卻又湛心涼，天一水生幽門動，崑崙生微電荷洗淨身心靈。

曾耿元教授自述：「其實聲音共鳴中內含著許多能量（energy），如何運用是件非常奇妙的一件事。記得是在北卡羅來那州的一場演出，我跟太太在安養院演出，第一首巴赫的曲目結束時，竟讓一位判定為植物人近兩年的病患醒來。醫生說當時發現病患腦波開始急驟變化、眼球開始動，該名病患醒來後，醫生告訴她已昏迷兩年，病患只說才跌一跤感覺像睡了一下，現才醒來竟已快兩年，醫生及護士都說這是一件奇跡，不可思議。該名病患說她聽到如天籟般的美音，很好奇想看看到底是誰演奏的呢！」

他表示，自己之所以能演奏出帶著能量的琴音，都要感謝宗師傳授功法。練昊元功法後所演奏出的曲子，感覺與他自小學習演奏有所不同。他也提到，自己在巴爾地摩等著過海關時，因等候時候較長，就利用空檔練本門崑崙關；

豈料練完要通過 X 光機器時，身上該取下的東西明明一件不剩，警示音還是不斷響起。海關人員詢問他身上有無裝支架或鋼釘，他告訴對方都沒有；最後海關人員才說，當他經過機器時，竟會全身發亮，就像聖誕樹一般。後來求教老師，才發現是自己練完功忘了收功所致。

以上的經歷是經過曾耿元教授同意刊出，曾耿元教授所說的話，想必可信吧！藉由功法演奏，竟然可以讓植物人甦醒；練了功，竟然全身發亮如聖誕樹，這真是相當不可思議！

附：談一談「天德教」

在這裡我想談一談天德教。聽說天德教也會吐丹，而且功法中也有昊天功法，不知跟姜老師有沒有淵源？

同在新聞界工作，大概二十五年前就有人介紹我華視的導播楊亮會整脊。我因為運動傷害而前往，楊亮兄聽到我兒子過敏體質，從小就氣喘嚴重，特別介紹了他的好友高熙兄。高熙兄在頂樓設置天德教的神壇，用先天氣功及符法等替人免費治療，其中先天氣功特別適合治療氣喘，我便帶兒子前往。

這一去就上了癮，一方面是因為對兒子的氣喘有幫助，另一方面則是因為感受到他們的氣場非常之好。簡單來說，治療方式就是師父用手指著兒子的前胸後背，透過氣功將氣輸入體內治療。有天我聽到一件事，說有位師兄在練氣功的時候因為受到驚嚇（或是其他某種原因）而走岔了氣，導致走火入魔，整個人僵硬不能動彈。送到榮總去時，因為榮總醫生沒聽過走火入魔、沒治過走火入魔，當然也不相信走火入魔，所以完全查不出原因。最後還是讓師兄們到榮總去替他灌氣，結果我就不得而知了。但我打電話向榮總的朋友求證，還真的曾有整個人僵硬不能動彈這一回事。

我平時大概是五點半接了兒子去治療，在七點送兒子回家，再趕去報社開八點的主管會議。有一天帶兒子去治療，我則在旁邊練外丹功，因為他們的氣場很好，讓我的外丹功氣機蓬勃，練到渾然忘我，四肢百骸舒服得不得了。結果那天一不小心就練過頭，一回神發覺已經快七點半了。我立刻抱了兒子往樓下衝，一到樓下竟然大雨滂沱，車子又停得太遠，我顧不得淋濕衝去開車，第二天就得了感冒。

這個感冒是我這輩子最嚴重的感冒，竟然就如走火入魔一般，整個人躺在床上不能動彈。向天德教師父詢問，師父說我練功沒收功，整個毛細孔跟經絡穴道都是開著的，導致風寒侵入了整個經脈，影響五臟六腑。這非常難醫治，必須將風寒從經脈驅逐。我在床上躺了整整一個禮拜，一直沒辦法將風寒真正從經脈驅逐。

天德教是四川人蕭昌明創立於一九二七年，一九三〇年向國民政府註冊；教壇奉一黃布代表天啟，不設神像，特定之「開導師」（道長）得傳授先天氣功及符法等替人免費治病。蕭昌明時代曾派各大弟子至全國各省傳教，勸人奉二十字美德，全盛時如湖南一省辦戒毒農耕中心已有五十萬信徒。傳說毛澤東之母亦曾向天德聖教請求治病。

我們去神壇時，一開始都會有一個簡單的儀式，過程中大家要恭頌「忠、恕、廉、明、德、正、義、信、忍、公、博、孝、仁、慈、覺、節、儉、真、禮、和」廿字真言。天德教有兩個讓我吃驚的地方：一是教旨為共尊儒、釋、道、耶、回五教，另一是我遇到多次他們教中重要的日子，但祭拜神明竟然多用葷食。

第三章　氣轉太極——萬眞大師

手機竟能調理痠痛？

「隔空」？

只要一提到「隔空」，很多人都認為是假的，其實我也是；直到最近碰到萬真大師後，才有了新的體悟。

萬真師父是我最新認識的大師，這次不是專程去求診看病，完全是意外碰上的。

我參加《驚爆新聞線》節目，隔壁坐的就是萬真大師。大師在節目中表演氣功，我當場就感到氣動，覺得非常有意思。大師在節目中是用手機調理來賓的酸痛，我曾看過很多師父，但大師竟然是用手機調理，這倒是非常別緻。錄完影之後，大師邀請我參加每個月一次的氣功調理班，我想就去看一看，於是就跟大師每個月見一次面，接受調理——結果不看不知道，一看嚇一跳。

我在調理班見到非常多不可思議的現象，於是邀請一些親朋好友都來參加，大家都驚奇不已。我也在調理班中遇到諸多好友，例如，命理江柏樂老師傷到腳就常來，他還比我早參加。

調理班中最多的就是演藝界的人，除了電影電視明星、歌星之外，還有導演、導播、武行、演藝工會理事長及演藝工會的幹部。中華民國全國職業總工會理事長，同時也是中華影視界聯合總會理事長、臺北市電影業產業工會理事長的楊芸蘋理事長每次都來，就坐在我旁邊。

幫助無數演藝人士的人

為何演藝界人士特別多？因為很多人都有「感覺」，其中最有名的就是星星王子。例如，電視新聞曾經報導：「截肢後復原情況良好的星星王子，目前已經轉到普通病房。與死神拔河過程中，很多人曾到醫院提供各種秘方，其中，星星王子母親還特地請來氣功專家萬真老師，多次為星星王子灌氣，讓他順利渡過難關……這位密宗師父萬真老師，呂洞賓創始的純陽派第十四代掌門人，氣功專精不在話下……幾次灌氣後，星星王子的腳有明顯變化。密宗師父萬真老師說：『原本左小腿整隻鋸掉，那因為我們在做（氣功）的時候，黑色變紫色，再慢慢變成紫紅色，第二天一月四日下午兩點半，我們再進入加護病房，我在做（氣功）的時候，那天動作很大，整個身體都動起來，連續動了十二次。』萬真老師說，復原之路還很漫長，接下來就得靠星星王子自己努力。」——①

媒體也曾指出，五十八歲的趙舜三次中風，後來有次因小中風送慈濟醫院急診，腦幹輕微栓塞，卻因洗腎限制，所以無法吊點滴，太太趕緊打電話給苗栗的氣功師父「隔空治療」，當晚就出院；隔幾天他血壓降到90/60mmHg，只覺天旋地轉，趕緊再找氣功師父發功，血壓就回升，他說：「要不是師父灌氣，早就垮啦！」

而藝人錢柏渝更曾在自己的部落格寫下〈感謝〉一文，大意描述阿姨乳癌末期，醫生勸她放棄治療，而她不死心地帶著阿姨求神問卜，始終沒有回音。有次透過命理師江柏樂找了萬真師父，她說：「不到幾個月的時間，醫生複檢時竟說腫瘤消失了。」②

歌者的救星

為什麼求助於萬真大師的歌星特別多？因為師父的氣功對歌喉特別有幫助。

日本TBS電視臺《不可思議的世界》節目，主持人奧浦高乃小姐為「世界二級遺產鑑定」核准藝人，五年前感冒嗓子受傷造成無法歌唱，而且聲音沙啞，她來臺灣錄節目，意外的經大師調理四十分鐘，竟然當場引吭高歌，不但該節目又來錄了第二集；另一個節目《阿Q冒險中》節目也來採訪。

經由電視臺的報導，有「天使之音」之稱的堀澤麻衣子也專程來臺請大師調理，結果出乎意料地好。二〇一八年六月六日大師生日，只請了幾位至親好友，堀澤麻衣子便專程來臺替師父慶生，還與大陸海豚音歌手代曉慧同場飆歌，我在場聽得過癮極了，堀澤麻衣子小姐還送了我一片專輯做為禮物。今年美國大聯盟開幕式，美國國歌將由堀澤麻衣子獨唱。

大師也因此在日本走紅，東京與名古屋紛紛邀請大師前往。令人驚奇的是，在名古屋的一次僅有十人的小規模調理中，參加者都是醫界人士，而其中有八位竟然都是院長等級。

從咽喉癌到引吭高歌

講到唱歌，一定要提康寧大學董事長鈕廷莊。「溫良恭儉讓，剛毅木訥仁」這十個字是鈕家的家訓，鈕董事長終身奉行不渝。鈕董事長勇敢剛毅、豁達溫良；同時獻身教育，愛國愛鄉。談到勇敢剛毅，我舉一個例：鈕董事長罹患咽喉癌，歷經五次動刀，連發聲都很困難，醫生表示這樣要流暢講話很困難，要鈕董事長學腹語講話，並靠物理治療及游泳來鍛練身體。那陣子鈕董事長身上就掛著一個牌子寫著「遵醫囑：少講話」，成為校園中最奇特的風景。

但是鈕董事長不認輸，他決定學唱聲樂；但他完全看不懂五線譜，是個音樂的門外漢。他拜音樂老師戴昌儀為師學唱歌，老師唱一句就跟一句，完全土法煉鋼地苦學，沒人相信他用這種方式學得會聲樂，世界上沒有這種事。

二〇一〇年四月十一日晚間，鈕董事長在臺北國父紀念館舉行「唯天之情——感恩演唱會」，這一天也是強恕中學遷臺復校六十年。演唱會那天我與古董收藏家王度一起去，鈕董事長演唱藝術歌曲，好得令人震驚。

從此，鈕董事長唱上了癮，學校畢業典禮、校慶、尾牙都一定要來上一曲；甚至兩個女兒的婚禮上，鈕董事長也以歌唱來祝福女兒，震驚全場。

鈕董事長初識大師就心悅誠服，因為他剛好嗓子有些不舒服，經大師調理竟然當場高歌了兩曲。二〇一七年十一月鈕董事長再度於臺北國父紀念館舉行感恩演唱會，演唱會前夕喉嚨不適，密集找大師調理；於演唱會當天也請大師坐陣，以防萬一。

歌星楊燕一次不可思議的經歷

楊燕曾經擁有無數榮銜，包括：蘋果花歌后、遠東十大首席巨星、香港十大歌星、中國時報十大歌星、香港星報十大巨星……等。

她曾提到，她與萬真大師之間有許多機緣巧合的相遇：「第一次認識萬真師父是二〇一六年十二月二十日，當天幾位藝人朋友預約師父現場氣功調理，其中有池秋美、夏禕、張國棟……等人。師父除了現場發功幫我們調理外，還同時發功幫夏禕的朋友——遠在中國北京知名歌手孫霄磊與江蘇衛視王導演。隔空調理前，夏禕問了中國兩位朋友身體狀況，從手機擴音中，非常明顯聽出那位歌手聲音沙啞。經師父一小時氣功調理，不但我的腰酸背痛明顯改善，連遠在中國的歌手沙啞的聲音明顯改善，這是我第一次體會萬真師父宇宙能量氣功奧妙。」

後來，楊燕於當年十二月底又看見了萬真師父的氣功神奇，當時是幫中華演藝總工會副理事長余邦調理。余邦是中華演藝總工會副理事長，當天余副理事長已無法走路，坐著輪椅，在門口由楊燕、夏禕及友人攙扶才勉強可走幾步。師父先試余邦腳的知覺，得知他除了腳沒有知覺，雙腳也已近兩年無法抬起。師父一小時氣功調理後，余邦的腳不但可舉起，甚至可以像游泳一樣上下擺動。師父又試試余邦是否有體力走路，沒想到調理後，單手只拿著拐杖的余邦只需輕扶就可以慢慢走路。可說是再次見證了師父宇宙能量氣功的力量。

等楊燕返回美國後，因感冒擔心二〇一七年一月二十三日在紐約舉辦的「第七屆林肯中心．百花迎．星光盛典」大型室內晚會演唱受到影響，在演出前兩天與師父聯絡。沒想到師父從臺灣發功到美國，一小時後便改善了她的感冒和聲音沙啞。同年，她受邀參加香港所舉辦的大型戶外「情迷百樂門演唱會」，在十月二十三日演出的前幾天，又因舉辦畫展過於勞累，再次求助於師父。師父隔空灌氣增強她的體力，她很明顯感受到體力增加。待她回到臺灣時，向師父祈求了「身心安康真言咒語卡片」，身體酸痛明顯改善，心情也更加放鬆。

二〇一八年五月五日，楊燕預計在紐約考夫曼中心莫肯音樂廳舉辦「楊燕個人金曲演唱會」，但卻在四月中因家裡地下室積水，在清理時不慎滑倒導致尾椎骨受傷，只好求助師父隔空送氣，且向師父祈求改善居家氣場環境除穢的「淨化氣場真言咒語卡片」。自從她祈求兩張卡片後，不但身體健康、心情安定，還一併改善了居家氣場環境，以前常發生的小意外減少許多。

科學家眼中的奇蹟

二〇一一年一月，萬真師父與知愛堂分子生物醫學實驗室共同發表了十七次質能轉換B肝病毒DNA實驗。在萬真師父每次短短十分鐘的靜態意念發功後，病毒DNA在高端即時定量儀（Real-Time PCR）測定下竟平均減少達99.77%。這在病毒動態學理論可說幾乎達到了所謂「測不到」（undetectable）的實驗意義，同時也是全球首篇以靜態氣功能量功法將高效價（10*8）的B肝病毒DNA降解到測不到的實驗報告。

研究由吳驪謙博士率領研究小組進行。吳博士研究報告的結論部分指出：「藉由先進的科學偵測儀器和嚴謹的實驗證實，萬真師父的功法確實隱藏著不可思議的超能量。這裡所謂的『不可思議』指的是上述用來做為樣本的病毒DNA，它是那麼地穩定，有別於血液中的活病毒顆粒，可說不受環境、溫度……等外在因素干擾。它是如何會下降的？（或是減少？轉換？互換？還是消滅？）尤其在短短發功十分鐘，兩小時三十分鐘後算是快速測定就有質量上的變化，幾天後更是大幅下降！『能量信息設定』又是怎麼回事？我還是無法理解與進一步去驗證萬真師父的這股能量是如何運作的！我只能反覆思考著為何萬真師父要命名為『病毒核酸DNA質能轉換實驗』？身為科學家，我必須說：『這太值得進一步研究探討了。』

「萬真師父發功調理後能夠有效的從「試管中」（in vitro）改變、減少或轉換這些已知的致癌病毒基因DNA數量，那同理可證在直接對人體發功調理後對「人體內」（in vivo）重度者如癌化患者可以減少腫瘤細胞標誌量，中度者如病理疼痛減輕、消失，幫助人體免疫力的自我提升，以及輕度者可以調和氣血、通暢經絡、強健臟腑……等現象，就不足為奇了！

「萬真師父有超一百位以上重症調理成功的例子，上述的量化實證數據應該可以初步的提供其能量養生功法在實驗科學與臨床病理學之間的合理解釋。」

萬真師父會走上這條路也是機緣巧合。他在四歲時，不慎跌入河中，雖然沒有大傷，卻因而罹患難治癒的風濕症。風濕症為慢性病，為一反覆性肌肉骨骼問題的疾病，家人遍尋良醫仍無法治癒，於是他經由親友的介紹，接觸了養生氣功及道家仙術，舊疾風濕症因此明顯改善許多，也開啟了與修行的不解之緣。有一句話說：「第一次的成功和經驗與記憶，是上蒼的一種暗示。」萬真師父這一生註定與修行密不可分！

我的親身體驗

我第一次去調理，其實半信半疑。結果遇到藝人夏禕臨時帶一位經紀公司男性朋友來。這位朋友原本腳受傷無法蹲下，經過大師調理後，竟然能蹲下自如。另外還有一位中華演藝總工會副理事長余邦，他的手跌斷無法上舉，且因糖尿病導致雙腳無法抬起，經大師調理後，手竟然可以劃圈，雙腳也可上下擺動，讓我看得匪夷所思。

我在大師處看到非常多的歌星，故事多得舉不完。以導演麥大傑為例，大傑導演過電影《妖獸都市》、電視劇《流星花園2》等知名作品。他自二〇一九年四月開始參加大師的「宇宙大道．萬真玄功」能量氣功課程，舊疾病症皆有明顯改善。原本連爬樓梯都感吃力，現在每天固定能走一萬三千步。尤其我初見大傑兄，他的眼疾極為嚴重，現在則好多了。大傑導演為了感謝師父，還於二〇二〇年四月，在他調理滿一年的日子特別訂做一面「宇宙靈光」匾額致謝。

為了替我消災解厄吉祥，大師也替我做了「消災除穢」功法，並給了我一個「消災平安福袋」，內有三張符：消災退病符、平安健康符、清淨防疫符。然後，萬真大師對我說：「沒事了！」

最近大師又送我「身心安康真言咒語卡片」、「淨化氣場真言咒語卡片」、「旺氣財運真言咒語卡片」，祝我未來一片坦途。

難以解釋的現象

奇奇怪怪的事太多，礙於篇幅，我舉四個例子：

1. 隔空調理

大師最令人感到不可思議之處，就是能隔空調理，很多朋友聽到都不相信，我起初也是如此。因為大師住在苗栗，有很多人在突發不適時想請大師調理，便以隔空進行。剛開始連被調理的人都半信半疑（因為是親友推薦的），但在隔空調理的當下，沒問題者會氣動、有不適者會改善，幾乎每個人都大吃一驚。而且隔空調理不只是苗栗到臺北這麼簡單。我親自看過在比利時、加拿大、美國的人求助大師調理的例子，症狀往往都能獲得紓緩，我到現在還覺得有些不可思議，百思不得其解。

海豚音歌星代曉慧回大陸得了重感冒，聲音沙啞、咳嗽、喉嚨痰多，她二〇一三年十二月二十八日在高雄有演唱會，因此非常緊張。大師得知她得了重感冒，決定幫她調理。

代曉慧心中非常疑惑：「可是一個人在高雄、一個人在苗栗，兩地相隔兩百公里，怎麼調理呢？」她當時雖然心存質疑，但難推辭好意，就姑且一試。調理三十分鐘後，不可思議的事發生了，她原本咳嗽痰多的喉嚨明顯改善。代曉慧說：「但聲音還是沙啞，只要不咳、不傷到喉嚨，我就心滿意足了。」

「第二天，萬真師父關心我的狀況，在調理三十分鐘中我打了嗝，痰明顯更少。更神奇的是我的聲音好轉很多，幾乎痊癒，氣管也順暢許多。第三天，我白天沒有服藥，但聲音已幾乎回復正常，真正讓我又驚訝又感恩。」

有了這次的經驗，二〇一四年一月三十日除夕下午四點多，代曉慧接到加拿大姊姊的電話。姊姊電話中講話不清楚，原來是在前天因為病毒感染導致顏面神經受損，代曉慧立刻想起萬真師父。代曉慧說：「我當下心急如焚，因為除夕年夜飯的時間快到了，怕師父沒有時間；但是姊姊的病症在身，我又擔心被拖延，所以還是在忐忑中撥通了萬真師父的電話，沒有想到師父二話沒有說，當即答應隔空調理！因為師父五點已經排好行程，所以整個調理時間不到半個小時。我心想時間太短了，應該看不出效果，當下再和姊姊聯絡，結果她真的有天分有福報，就連師父發功收功，整個氣在體內運轉她都有感受到！調理完她說舒服很多，重點是她講話吐字已經清楚很多！第二天再和姊姊聯絡，除了說話比較清晰之外，眼睛可以微閉上了！讓我又一次見證奇跡！」

因新冠肺炎發生而無法群聚調理，給了師父一個隔空證明的大好機會，將所有的調理改為隔空，有不適更一律隔空。結果很多人都有感覺，不適的人也都有所改善。

2. 眾人調理

師父的調理可以一對一、一對二、一對十、一對百、一對眾人。甚至隔空也可以一對多。

3. 讓酒變淡

讓酒、咖啡或醬油變淡，是很多氣功師都有的本領。但是萬真大師提供的是宇宙能量，可以將能量附在任何東西上面，這就前所未見了。各位讀者如果不相信，我在本書上印了兩個有顏色的圈圈（請見本書彩頁最末頁），一個粉紅色、一個藍色，請倒兩杯高粱酒（任何酒都可以，但烈酒體會較佳）放在藍色跟粉紅色圈圈上面試試。經過一段時間，藍色圈上的酒會變淡，粉紅色圈上的酒會變濃。先試喝看看藍色，再試喝看看粉紅的，會覺得有很明顯的差異。

更絕的是，如果拿本書上所印刷的兩個圈圈影印送給朋友，影印版還是有一樣效果，這可就厲害了。喝酒的朋友只要帶一張在身上，喝烈酒就不用再兌白開水了。這種能量不可思議，難以解釋。

4. 力量增大

我為什麼要把力量增大這件事情寫出來？因為每個人接觸到師父，都可以體會到力量增大。家父已經高齡九十四歲，師父拿出一個三十公斤的球體，家父抬不起來；但等到師父給予能量之後，家父便在眾人驚呼聲中輕鬆將球體抬起，連他自己都大吃一驚。我在想如果這個是真的，中華舉重國家代表隊比賽的時候可以請師父在旁邊加持，力量會增大。

萬真師父目前在日本已經受到歡迎，並打算前往新加坡發展，收了新加坡首席大弟子陳在相。另外，他也收了大陸紫草女王韋雅妮做為中國大陸首席大弟子。紫草女王韋雅妮我在臺北調理時見過一面，她的公司擁有十萬代理商，同時也是千萬微商軍團導師。韋雅妮打算以師父的能量加持她的紫草產品，成效如何？我們拭目以待。

1. 謝古菁（二〇〇七年一月二十三日）萬真老師「灌氣」　助星星王子度難關。TVBS官網。取自https://news.tvbs.com.tw/other/336919?from=Copy_content
2. http://kuso.cc/587z

第四章　瑞芳復生堂陳師父

神來一針！隱於民間的高手

得知九十二高齡的陳師父往生消息時，我感到非常悲傷，心情一直很低落。臺灣民間奇人太多，大隱隱於鎮，高手在民間，陳師父就是典範。

有天我們全家聚會時，老妹像發現新大陸似地說：「我又找到一位神醫了！」老妹有位我也很熟的好友敏華，有天早上醒來，她先生的右邊肩膀以下沒了知覺，右手整個垂下不能動彈，立即去醫院急診，聽到了五個有如晴天霹靂的字——「偏癱小中風」。西醫中醫都認為他需要長期復健，夫妻兩人驚嚇到不知所措。

後來敏華的朋友推薦她瑞芳有位國術師父，對筋骨痠痛方面很在行，敏華就跟先生提議去試試，死馬當活馬醫吧！

然而，敏華一見到師父就開始後悔了。因為那是一間非常不起眼的國術館，加上老師父年紀大，時不時就咳嗽，怎麼可能醫好先生的手？沒想到師父笑呵呵告訴他們：「這是小問題，一針讓你馬上能動，再吃個三天藥，保證你恢復八成以上。」

先生半信半疑下被扎了一針後，神奇的事發生了——手竟然有了痛覺，能夠動了！他吃了三天藥後，右手功能竟然恢復了八九成，連看過的大醫院醫師都覺得不可思議。

老妹因髖關節疼痛而看了很多醫生和復健師，幾乎所有的醫生都告訴她必須替換成人工髖關節；但因為老妹怕開刀，便一拖再拖。她聽了敏華的故事後，一開始也是半信半疑，直到過了半年，有天實在太痛了，便讓敏華帶她去找了陳師父。陳師父隔著牛仔褲，用他的氣功直接將針穿透牛仔褲針灸在髖骨處，十秒拔針後老妹立刻不痛，見證了奇蹟的時刻。

第二天，老妹就拉著她先生去看老師父。針灸一次十秒，藥吃了三天，他痛了很多年的五十肩從此不痛；本來舉不起來的右手，到現在過了七年沒再犯過。妹夫還能在我們面前表演大車輪。

征服知識份子的神妙醫術

我從小就對國術館的老師父非常信任，因為以前在屏東沒什麼中醫院，年少時運動打球傷筋動骨，或是落枕，都是去看國術館的老師父。有次落枕痛到完全不能動，老師父妙手一弄竟然就完全好了，不可思議。

但年長之後，我就與國術館不相往來，因為老師父已經逐漸凋零，且跌打損傷都已經習慣去中醫院，便沒有將老妹的話放在心上。

但有一次我打網球，發球時重重落地傷到後腰，疼痛到連坐都沒辦法坐，更別說進汽車開車了，這造成我非常大的困擾。看了中西醫後，我的疼痛仍然無法消除，真的是坐立難安，心情不免沮喪。

這時老妹就鼓動我去看老師父，反正我也莫可奈何，就抱著姑且一試的心情前往。當時由妹夫開車，我生平第一次（也是唯一的一次）整個人是躺在後座上，連坐起身都沒辦法。

到了瑞芳，還是由妹夫跟妹妹把我架進國術館的。老師父看到哎呀哎呀嚷嚷著的我，笑嘻嘻地說：「沒問題，小事情，你等一下就會爽快了！」

我很是懷念老師父的笑容，他的笑容中透漏著一點點的詭異，彷彿在告訴你：一點都不用擔心，簡單的小事一件；也像在說，如果你不相信我，等下就讓你見證奇蹟。

他看透了所有第一次來看診患者的不安與不信任，他在等待治療後的驚訝與不可置信。

他很享受這種互動的過程，尤其是準備征服我這種自以為無所不知的知識分子。

這時老師父拿出一根長針來，我當場大驚：針灸不是用小針嗎？老師父又露出他的招牌笑容，說道：「這種針才有效！」

然後他就用針往我的大腿插來。

我那天穿著牛仔褲，他竟然沒讓我脫褲子，就直接隔著牛仔褲插針，我的媽啊！針灸不必用酒精消毒嗎？而且我是腰痛，為什麼要插大腿？

老師父長針一插下去，又露出了招牌笑容：「怎麼樣？痠嗎？痛嗎？」

我當時真的非常後悔，有一種進了黑店的感覺，因為所有的方式與流程，都跟醫療上的SOP截然不同。但見證奇蹟的時刻正要來臨，老師父把長針收回後，不必止血也不必消毒，只是笑著說：「好啦！你可以自己走了，沒事了！」

真的假的！我半信半疑，但一站起來竟然健步如飛，簡直不可思議，老師父則是在旁邊一直笑。老師父開了三天份的烏漆漆黑藥丸給我，一次服用六顆，我每天準時吃，三天後整個腰就好了。

我是個運動過動兒，常常受傷，因為我每天都要打球，而且好勝心又太強，爭勝的結果就是一身病痛。不管是網球、高爾夫球、籃球、桌球、保齡球，我都打。而從此之後，只要運動一受傷，我就去找老師父；如果沒時間去，就買黑藥丸來吃。有一次我又受傷，託老妹去買藥丸，但竟然買不到，原來是被臺灣排名前五名的家族一口氣買光了。

所以在老師父往生之後，我的情緒相當低落，這不只是我少了一位治療師，而是臺灣少了一位奇人。我想念他的笑容。

為了感恩他的恩情，欽佩他的治療，我本來想多寫一些老師父的生平，想知道他九十二歲以前的人生；但他的家人非常、非常地低調，只表示人離開了，一切就如雲煙吧。

老師父走了之後，我又回歸正常醫療體制。一有跌打損傷，就找我的兩位好朋友，西醫找聖和骨科診所魯子全醫師，他是我的網球球友；中醫則找全生中醫診所陳朝龍醫師，他是我主持《新聞左左右右》節目的來賓。

第五章　上帝的手勢——荊宇元醫師、江學洹醫師

隱藏在手勢中的「療癒密碼」

我生病期間，看了非常多的名醫，其中可以稱為「怪醫」——更正確說是「奇醫」，就是荊宇元醫師。而我有幸被他「上帝的手勢」治療。

九年前的一天，接到張曉風老師的電話，約我到和平東路二段宇宙光中心見面。當時是我病得最嚴重的時候。我與曉風老師見面時，幾乎講不出話來，一勉強講話，就頭暈目眩、臉色發青。曉風老師非常關心我，立即推薦了兩位醫師，要我去給他們治療看看。因為曉風老師長期在陽明大學教書，他的學生中有非常多傑出的醫師，因此我就聯繫了這兩位醫師，其中一位就是荊宇元醫師。

借此一角，特別表達我對曉風老師的感激與感佩。曉風老師是文壇祭酒，我出版《穿雲：崇蘭里的故事》時，曉風老師親自出席致詞。我也是曉風老師的書迷，老師出版的書我全都擁有。記得有一次與曉風老師見面，我拿了兩本絕版的《地毯的那一端》與《愁鄉石》，請曉風老師簽名，還沾沾自喜表示：「保存著這兩本書的讀者應該不多了！」

結果曉風師雲淡風輕的回了一句話：「這兩本書都是盜版的。」再補一句：「我從不替盜版書簽名的。」

我立即接了一句：「在那個年代能夠被盜版，都是大作家大暢銷書，了不起！」曉風老師便漾開笑容，幫我簽了名。

我去和平東路三段聯元復健科診所找荊宇元醫師。當時心中大惑不解，為什麼曉風老師向我介紹的會是復健科診所？是不是暗藏玄機？到了之後，發覺這真的是一間非常典型的復健科診所，裡面有各式各樣的復健器械，也有一些病人正在做復健，這更讓我大惑不解。

荊宇元醫師讓我躺在一張床上，先問了我各種症狀，然後讓我向側邊舉右手，接著就開始按壓我的右手，一邊按壓、一邊問各種問題。隨著問題的來來回回，我右手的力量好像也有所增減，感覺還蠻好玩的（後來才知道荊宇元醫師按壓右手臂，是在測試正面能量與負面能量。如果問到你喜歡的事或人，右手臂會變得有力；如果問到你不喜歡的事或人，右手臂會乏力。如此可以找出你的壓力來源。）

然後，荊醫師開始做各式各樣的手勢。更絕的是，他一面做手勢，一面往大門外面看，有時往辦公室看。我一直很好奇荊醫師在看什麼東西，但因為我不能轉頭，所以也就不得而之。

荊醫師花了十分鐘左右做完手勢後，就開始搬動我的身體。但這既不是按摩，也不是像中醫診所治療師的扭動，而是有一點扭曲帶點揉，我也講不上來。後來我就睡著了，等到睡醒，竟然已經是兩個小時後的事，治療也結束。

雖然沒有立即感受到效果，但我接著又去了幾次，過程大致上都差不多，而且我每次都會睡著，所以後面是怎麼進行的，我其實不是很清楚。但每次花這麼長的時間治療，荊醫師都只收我健保掛號費，我非常感恩。

回去後，我開始做一些功課，才發覺這是一種從來沒聽過的治療方式，叫做「療癒密碼」。荊醫師會的「武功」很多，總共有五種，我也不曉得在兩小時裡面，荊醫師用了幾種在我的身上，反正過程很有趣。以下就是荊醫師會的五種「武功」：

（一）整合徒手治療（IMT，Integrative Manual Therapy）

（二）袁氏技術（Yuen's Method）

（三）仁神術（Singapore）

（四）內臟調整治療（Barral institute）

（五）顱薦骨治療術（Upledger Institute）

為了撰寫本書，我才真正弄清荊醫師的手勢其實是「療癒密碼」，這是亞歷山大・洛伊德博士（Alexander Loyd），於二〇〇一年受到天啟而發展出的另類能量技術。透過幾個手勢，以指端朝向頭頸部的重要構造，藉由類似抗噪式耳機的原理，用指端發出的正面能量消除壓力。

而荊醫師「搬動我的身體」的動作，則是「IMT整合徒手治療」，這是一位物理治療博士雪倫・賈瑪特（Sharon Giammatteo）發明的。意思是分別對血管、神經、骨頭、肌肉、內臟等進行治療，然後再把所有的手法整合（integrative）起來，以產生促進健康的效果。操作的方式是以很輕的力量（約五公克）接觸身體特定的點，讓身體自行轉化。

按壓右手臂則是「Psych-K」身心諮詢，這是羅伯特・威廉姆斯（Robert M. Williams）經過多年研究後獲得靈感，於一九八八年發展出的一種藉由平衡左右大腦功能，將正面信念植入潛意識，藉此解除壓力的技術。

荊醫師本人則是畢業於陽明大學醫學系，曾任嘉義林綜合醫院復健科主治醫師、嘉義基督教醫院復健科主治醫師、聯元復健科診所院長（但目前聯元復健科診所已經不在，荊醫師自己開設工作室）。

在當時，曉風老師為何推薦我去找荊醫師呢？到今天我才明白，曉風老師是認為我的病來自壓力，因為壓力會關閉人體的免疫與療癒系統；荊醫師的「療癒密碼」，則能夠再次啟動人體的免疫與療癒系統。而到後來我才知道：

1. 國外有《療癒密碼》一書，作是兩位醫學博士亞歷山大・洛伊德（Alexander Loyd）和班・強生（Ben Johnson）。荊醫師對我做的手勢，正是上帝教給作者六分鐘的手勢。

2. 「療癒密碼」可以自己操作，更可以代他人操作。書中有提到，某人曾不小心把偷溜出來的寵物蜥蜴給踩扁，後來他花了四十五分鐘操作療癒密碼，隔天奄奄一息的蜥蜴竟然已經恢復正常。也就是說，假使親友或寵物也有身體病痛或情緒問題，我們可以對著自己操作療癒密碼，並將效果轉移給對方（遠距也行）。

3. 「療癒密碼」不只能治療身體，還可以治療心靈。

那麼我的免疫與療癒系統啟動了嗎？可能我去的次數不夠多，不得而知。

與「上帝的手勢」再次相會

我以為與荊宇元醫師的相遇，是生命中獨一無二的就醫經驗，沒想到我竟然又一次遇到了「上帝的手勢」。

江學洹醫師是老妹介紹給我的，我本來以為只是去「整脊」，沒想到接觸的是「脊骨神經醫學」。我生病後找了很多整脊師，因為我深信脊椎是萬病之源。江學洹醫師是美國南加州醫療大學洛杉磯脊骨神經醫學博士，有加州脊骨神經醫師的執照，也是台灣凱羅健康協會現任理事長。

剛開始江醫師的治療與臺灣整脊大同小異，後來我心臟開大刀，江醫師開始改用其他方式替我治療，也就是「神祕的手勢」。江醫師會在空中不斷比劃，有點像樂團的指揮；有時則會閉上雙眼，非常投入，跟荊宇元醫師的做法極為相似。

我就問江醫師：「您這是『療癒密碼』嗎？」

江醫師回答：「其實我沒聽過『療癒密碼』，所以剛剛查了一下。雖然我用的手勢不是療癒密碼，不過我發現哲理跟我使用的手法很像，因為都是源自美國。美國本來就是輔助療法發達的地方，各式各樣的療法很多，但其實都有類似之處。」

這也是我第一次知道臺灣有「脊骨神經醫學」。他們是一批在美國取得脊骨神經醫學博士學位，並在美國領有脊骨神經醫師執照的專業脊骨神經醫師。目前世界先進國家都承認脊骨神經醫學為專業醫學學科，與中西醫、牙醫地位同等；這也是全球唯一獲得認可，得進行非侵入性脊椎治療的專門醫學。

但目前臺灣尚未設立相關學科，也無相等執照可供考取，因此在臺灣，這些脊骨神經醫師並無法以醫師之名義從事治療行為。為了解決這個困境，這一群曾經留學於美國、加拿大、英國、澳洲等國，擁有脊骨神經博士學位，並取得當地脊骨神經醫師執照的學者，成立了「台灣凱羅健康協會」，以協會名義從事服務。

江醫師是「台灣凱羅健康協會」理事長，他目前全力推動在國立醫學院成立脊骨神經醫學科系。但是國內的醫學院校認為，醫院要先成立脊骨神經醫學科，高年級的實習生才有地方實習，畢業後才能執業，否則會導致招生困難。而醫院方認為，如果醫學院沒有脊骨神經醫學科系，根本沒醫生來源，要怎麼設科呢？突然之間，就變成雞生蛋，還是蛋生雞的問題，難道無解？

「脊骨神經醫學」在臺灣出現是在大約二十年前，有位加拿大ＣＭＣＣ脊骨神經醫學院的施義雄醫師畢業回國。他是首位從國外學成歸國貢獻的脊骨神經醫師，當時受益於施醫師治療的名人包括連震東（連戰之父）。繼施醫師之後，陸續有幾位脊骨神經醫師也歸國服務，其中最有名的就是陳家恩醫師。去年陳家恩以無照密醫被起訴，造成轟動，更凸顯「脊骨神經醫學」在臺灣的困境。

陳家恩「出名」有兩個原因，一是他曾擔任中華奧運和北京亞運棒球隊的領隊；另一是陳家恩的岳父是前立法院副院長江丙坤。

因此，陳家恩的病人冠蓋雲集，包括郭台銘與他的太太林淑如。郭董可能長期勞累，造成脖子和手腳有點痠麻，在陳家恩細心治療下，郭台銘夫婦的肩頸、脖子、腰部痠痛問題皆無藥而癒。幾天後，郭台銘深感療效神奇，頻頻打電話詢問更多脊椎保健問題，還要求陳家恩送他幾本甫出版的書。

《今周刊》曾報導，除了郭台銘外，曾接受他治療過的政商和影藝圈人士也不在少數。最為人津津樂道的，就是本來只能靠輪椅行動的裕隆集團董事長吳舜文，在經過陳家恩的診斷和復健治療後，竟然能站起來走動，令吳舜文開心得不得了。在她九十大壽的壽宴會上，陳家恩是唯一被邀請的外人。有一回吳舜文跌倒，第一時間就是找陳家恩，陳家恩當時在國外，被要求返臺替吳舜文治療。

由於聲名鵲起，因此達官顯要、影藝圈紅星皆慕名而來，曾造訪的企業家有開發金控董事長陳木在、潤泰集團總裁尹衍樑、中信銀總經理辜仲諒、太電董事長孫道存、東森集團董事長王令麟之妻蔡咪咪、理律法律事務所陳長文、前開發工銀董事長胡定吾等人。影藝圈紅星則有蕭雅軒、大小S、F4的言承旭、朱孝天、吳建豪等人。①

「脊骨神經醫學」妾身未明，未來在臺灣醫界應該正視這個問題，請支持「台灣凱羅健康協會」。

1. 邱太煊（二〇〇四）。他讓郭台銘也乖乖「躺平」。今周刊，389期，頁87。

第六章　各式各樣民間奇療

在我生病的那幾年，最難過的路上，有一群人伴著我並肩而行、扶持著我讓我還能夠穩步前進，讓我內心充滿了感恩。真心謝謝所有的民間奇療醫師們。人病了之後改變很大，回想那段時光，我做過很多一輩子不可能做的事：過火、喝符水、搬床與書桌（還搬了兩次）……只要病能好，做什麼都可以。

在這章裡面，要特別介紹一些比較特殊的療法。

疼痛指數第一名！撥筋療法

在我經歷的治療中，疼痛指數第一名是「撥筋」，我去撥了很多次，在此介紹三位師父。

第一位是在大溪的撥筋師父，我只能用一句話形容：痛慘了！我跟健行科技大學周昌民教授一起去，老遠就聽到狂吼狂叫的慘叫聲，真是驚心動魄。結果周教授先試驗，也是叫聲繞樑三日不絕。輪到我的時候，我真的一聲都沒吭，即使感覺到師傅加重了力道，我就是不吭。師父說：「馬老師，要叫出來，叫出來才是對的，忍著會得內傷的。」後來關天師的大弟子陳昱達兄特別邀請師父來臺北替大家撥筋，我也參加，就發覺撥筋沒這麼痛了。原來是第一次最痛，筋慢慢開了就比較不痛了。

第二位是在八德路三段的一位撥筋師父，是我華梵大學在職碩士專班的學生黃鯤義介紹的，鯤義家傳國術，家族在國術界很有地位，因此我深信不疑。這個更可怕，師父拿出一根長針，大約有三十公分左右，直接從你的肩胛骨刺進去，將沾黏的筋撥開。師父一面撥還一面替你慘叫，真的是痛徹心扉，連我都狂叫出聲，幸好時間相當短暫。

第三位是內湖的阿龐師，我去了蠻多次，其中有次是急診，左後邊痛得不得了，連路都無法走，讓阿龐師撥一撥就舒服多了。我在阿龐師那邊遇到過很多好朋友，例如：曾國城、郭靜純夫婦，還有很多棒球選手。

能量醫學：無恃其不攻，恃吾有所不可攻

第二個我要介紹能量醫學。

能量醫學分為兩個方向：一個是如何增加身體的能量，一個是測量身體的能量。只要從能量高低，就能得知你身體的狀況，以及哪一個器官出現毛病。我看過很多能量醫學，在此特別介紹孫苓獻博士與周定三醫師。

周醫師本來是大醫院的內科醫師，後來他覺得，民眾到大醫院來都已經是生病狀態了，如果能在病還沒成災前先預防豈不更好？因此便轉行做能量醫學，想讓民眾在身體能量虛弱時就能改善。周醫師的能量儀能測量所有器官，甚至是愛滋病與性病，但這方面如果你沒有特別提出，周醫師是不會主動測量的。基本上周醫師測得蠻準的，我甚至邀請周醫師到家裡來，替我的家族成員進行能量測量；後來我們成了好朋友，我還去參加了周醫師女兒的婚禮。

孫苓獻博士則是我的麻吉，秦漢是他的親叔叔，所以他長相非常帥氣，口齒清晰、個性溫和。孫博士有一套完整的能量測試儀，可以測量全身的氣場。他的能量測試儀很大臺，所以一定要去辦公室才能測，跟周醫師的攜帶式測量儀不同。我第一次測試是在萬華醫院，記得我前一個病人是當時很紅的《獨家報導》老闆沈野先生。我後來又測了好幾次，然後依照測的結果來保養，效果不錯。

《孫子兵法》中講到：「無恃其不攻，恃吾有所不可攻。」當你找到身體脆弱的環節來補強，自然不容易生事。這就是能量醫學的宗旨。

民間整脊的流派大觀園

第三個要來談整脊。很多人都曾有整脊的經驗，我生病之後，除了看西醫與中醫之外，花在整脊的時間最多，前前後後總共看了超過十位整脊師父。基本上我把整脊師父分為四種不同風格的派系：

第一是本土派，以小潘師父做為代表。小潘師父是薇閣私校李傳洪董事長介紹的，是位很厲害的師父。他是所有師父中療程費時最短的，但做完確實很舒服。吳伯雄就是接受他治療其中一個例子。吳伯公當年傷到腰跟脊椎，馬英九第一次當選總統的勝利晚上，吳伯公連站都站不起來，但身為黨主席的他一定得出席，所以他站在馬英九旁邊時，是靠後面兩個人提他的褲帶把他撐起來的。但小潘師父幫他整治後，吳伯公到南京中山陵謁陵，他能靠自己走上一百多階的臺階，連扶都不用扶。

我在小潘師父處遇到很多名人，礙於隱私就不寫出來了。後來因為小潘師父只能固定一天看診，但剛好那一天我有固定節目要上，因此只得另找師父。

第二種是國術派，也就是從傳統中醫院出來的，不要輕視這些國術派，厲害的師父都有中醫底子，例如我現在的整脊丁師父，就有極豐富的中醫素養。

丁師父也是奇人，他祖傳家族是開中藥房，所以丁師父從小耳濡目染，對於中藥材相當熟悉。後來他有個朋友剛考取中醫師執照，自己開了中醫診所請丁師父幫忙抓藥，但這位中醫師沒經驗，開的藥量常常不對，例如：月經不順的婦女，他開紅花五錢，丁師父就會幫他改成一錢，因為五錢可能會造成血崩。日子久了，兩人常對中藥的用量起勃谿。後來丁師父決定自己去考中醫師執照，但雖然他在藥材跟經脈骨骼方面很厲害，卻不太擅長考試，考了三年沒考過，就跑到大陸去學習經脈骨骼了。

一九九三年中醫院納入健保，丁師父就回臺進入中醫院工作，深受好評。二〇〇三年，他出來自行開業，現在我們家族都是由他來整脊。

第三種是半中半西，在國術中加入新科技，這又以龍山寺後面一間國術堂的謝師父為最佳代表。謝師父與弟子陳師父分明就是一間非常本土道地的國術堂，但他會要你照整個脊椎的X光，而且他竟然還有一臺紅外線氣場顯示儀。如果他的儀器是呈現綠色，代表你脊椎沒問題；如果是黃色，就是小問題；粉紅的部分，就是中問題；紅色的部分，就是大問題。我去一照，是粉紅居多，帶一些紅色，看不到綠色，讓人氣餒。陪我去的朋友一照，竟然絕大部分是綠色，讓人羨慕。而且一般國術館整脊感覺很費力，謝師父用的力道卻非常輕，但你還是可以聽到自己的脊椎喀嚓作響，謝師父笑呵呵地得意說道：「我用的力道，連捏蛋都不會破。」

最後一種就是上一章所提過的西式「脊骨神經醫學」了。

另外，我要在這裡借本書特別向小邱師父說一聲「對不起」。小邱師父替我整脊，他說：「馬老師，我替你做一輪十二次，你這個病保證好，絕對沒問題。我先一毛錢都不收，等到十二次做完，你覺得好了，包個大紅包給我。」因此我們一言為定，我也非常感恩。

但大概做了五次的時候，我的老闆商務印書館董事長劉發克先生看到我這種情況，就拉著我去找他的好朋友朱樺中醫師。朱醫師說：「你的病一般醫師不容易治，因為你體質很特殊，是半燥半寒（半陰半陽），上半部過燥（陽），下半部過寒（陰），所以用治陽的你不舒服、用治陰的你也不舒服，但我一定會治好你，要好好吃藥。」朱樺中醫師開的藥方林林總總，多達十幾種。

而出乎我意料之外，小邱師父得知之後勃然大怒。他說：「我們說好的，你給我做十二次，我一定會把你治好。但現在半途讓朱樺醫師插進來，以他這麼大的名氣，治好後一定都說是朱樺中醫師的功勞。」從此和我絕交。

我本來要託我們兩人的共同朋友致贈小邱師父五千元，但這位朋友說他不願介入我們之間的糾紛。所以我對小邱師父一直心懷愧疚，在此對小邱師父說聲對不起，我永遠感恩。

整膝、火罐、蜂螫，各種稀奇古怪療法

再來要介紹的是「整膝」。整膝其實比撥筋還痛，只是時間比較短。整膝也是薇閣私校李傳洪董事長介紹的。整膝師父是李傳洪董事長從香港特地請來，每年他至少都會來一次，只為一些好友私下服務，所以每年都得痛一次。我在整膝的時候痛徹心扉，排我後面的是南僑化工陳飛龍董事長。他問我痛不痛？我便說聲「還好啦！」讓他安心一下。整膝真的很棒，整膝後腳部的氣血都通了，「痛」與「通」兩個兄弟很有意思。不過我後來並沒有繼續去整膝，主要原因在於整膝後三個月之內不能打球，這對我而言是酷刑，無法做到。

痛痛痛！就再講一個更痛的。畦澔平也喜歡看各式各樣的奇醫，我們倆知道哪裡有奇醫都會彼此知會，然後一起去「探險」。有一次我們兩個去撫遠街看一位上海來的女師父，她是專做拔火罐，不過她的火罐是一種很大的罐子，真的會點火一直燒著，非常特殊。我大概去了三次，還請師父吃了一次飯。師父還有一個絕活就是「蜜蜂療法」。師父養了一箱的蜜蜂，有次眭澔平決定接受蜜蜂療法（我自己是不敢），老師就拿蜜蜂出來在他的穴道上螫了一下，眭澔平居然忍住了痛。後來他被螫上癮，有次被用了二十七隻蜜蜂螫，差點昏厥過去。

另外當然還有些奇奇怪怪的師父，但都很低調，不願曝光，因為怕治療惹上麻煩，例如有位吳師父，他會將你的身軀做各式各樣奇形怪狀的扭曲，來達到調整的目的，而且還真的有效。

其實我還經歷了很多民間奇療，但限於篇幅只能寫到這裡，再次向所有幫助過我的老師致上深深的謝意。

三峽無極紫勝宮小娜老師、非國師蘇仁宗

最後要另外介紹兩位師父：三峽無極紫勝宮小娜老師、非國師蘇仁宗。

三峽無極紫勝宮小娜老師應該要單獨寫成一章的，她的故事很好聽。她是我見過最漂亮、身材最好，也是笑起來最燦爛的乩身。我跟小娜老師交情相當好，大概見面超過五十次以上。

小娜老師是濟公師父的代言人，我在五年動心臟大手術的前夕，曾問小娜老師這個手術該不該動？小娜老師打個酒嗝請濟公師父上身，然後告訴我：「放心去做吧！沒事的。」我後來請小娜老師上《關鍵時刻》講自己的靈異故事，收視率非常好。她對寶傑說：「你身邊現在就有兩個無形的朋友在聽你講，聽得津津有味。」寶傑蹬蹬蹬，連倒退三步，驚問：「真的假的！」

小娜老師常在電視上講自己的故事，尤其是《愛喲我的媽》跟《來自星星的事》這兩個節目，她每週都會上，所以我們常同臺。那我為什麼沒有單獨寫成一章？因為我還沒去過三峽無極紫勝宮，書裡寫的都是我親自去過，以及親身遇過的、非常不可思議的奇遇。但找一天，我一定要去趟三峽無極紫勝宮一探究竟。

認識非國師蘇仁宗老師，則是在天仙液公司的各種場合。我們見過幾次面，非國師多次邀我至楓丹白露作客。非國師蘇仁宗老師是在五十九歲那年得了肝癌，發生轉移，然後又發現有其他原生癌，被醫師宣判死刑。結果十多年過去了，七十五歲的非國師蘇仁宗老師依舊生龍活虎，還娶了一對姐妹花。他有次去醫院看病，發現自己的病歷竟然被註記「已死亡」。

蘇仁宗老師最為人津津樂道的，就是與柯文哲的兩次會面。二〇一四年七月柯文哲與十二位名嘴會面，剛巧蘇仁宗老師也在，就替柯P算選運，讓名主持人陳斐娟去便利商店買一副牌。結果柯P抽出了黑桃A，蘇仁宗老師當場預言他必定當選。

兩週後，蔡玉真的新店開張，柯文哲前往，又遇到蘇仁宗老師。臺聯市議員候選人謝建平起哄再算一次，自己去便利商店買了一副牌，柯文哲一抽又是黑桃A，篤定當選。事後蘇仁宗老師被封為國師，因此他將自己取名為「非國師」。

二〇一九年六月二十三日上午十一點左右，郭台銘董事長前去楓丹白露拜訪，當時郭董指定的是「黑桃4」，抽出的也是「黑桃4」，再度轟動一時。

最特別的是，臺大前校長郭光雄也親自為蘇仁宗老師背書做見證。

蘇仁宗老師是用塔羅牌微祕儀來占卜，也就是傳說中的「卡巴拉」，即所謂的「王者師問事祕學」。今年大年初三，天仙液盧繼徽總裁帶我到非國師蘇仁宗老師家，蘇仁宗老師用塔羅牌幫我算劫，告訴我：「這一劫可以過，沒問題！」

後來，朱學恒也跑去拜訪。宅神為何而去？我不打探別人隱私。

因為上電視的緣故，臺灣的知名命理老師我大部分都認識，雖然我的病與命理關係不大，但我還是要特別感謝兩位老師。一位是江柏樂老師，本書中江老師一再出現，九玄宮、幸天宮都是江老師介紹的，我們也常相見於萬真大師處。另一位是林正義老師，林老師的夫人失眠，正義兄替夫人求得一塊有助睡眠的寶石，得知我病情後竟將寶石相贈，恩情感人。

神鬼篇

第一章　「靈體醫學」朱慧慈老師，新竹濟公師父

原來前生是軍師，冤親債主來討債

要寫朱慧慈老師，要先從新竹濟公師父談起。

我生病以來，自己開車最遠只到新竹，所以書中介紹的奇人異士都在新竹以北。有位好友推薦苗栗有一位很厲害的師父，聽說每天早上六點鐘就大排長龍，我就沒辦法去躬逢其盛。

新竹的濟公師父宮廟，因為事過境遷，我已經忘了是哪位好友推薦介紹的，只聽說很厲害，有真正請領到令旗。該間宮廟位於山上，占地面積很大，不過還沒正式蓋好，只暫時蓋了一個臨時宮廟。主事者是一對姐弟，人非常和

善親切，口音是臺灣國語。但是當姐姐請濟公師父上身後，就整個人變了樣，口音變成帶有外省鄉音的國語，還一直喝著高粱酒。

我因為去治病，所以是抱著一顆虔誠的心前往。不過我當時覺得這種變化是基本的，接下來應該要有一些讓人信服的示現。

濟公師父可能是看穿了我的心思，一開口竟然就說：「你父親家裡怎麼會沒放祖宗牌位？」

第二句話說：「怎麼連你家裡也沒有？你們應該要放祖宗牌位，基本上放在你父親家比較好。」

我立即仔細回想，確定我沒有在任何地方寫過祖宗牌位的事情，因為家父是回族，我們家壓根沒想過這件事。師父一開始就向我展現了三個令人驚訝的地方：

1. 知道我父親還安康健在。
2. 知道我有兩個家，我家與父親家，而且我們沒有住在一起。
3. 知道父親家跟我家都沒放祖宗牌位。

這就厲害了，因為要是其中有一個地方講錯，就會立刻破功。就因為這樣的一個開頭，令我心服口服。

接著，濟公師父又說：「你沒有被不乾淨的東西附身，你是被冤親債主討債來了。」我當然接著問：「是什麼樣的冤親債主？」濟公師父說：「這個非常非常麻煩，這不是只有一個，是一大群。你前世是一位非常厲害聰明的軍師，可以媲美諸葛亮。你這一輩子沒有親手殺過一個人，但是你百戰百勝，在你的戰術戰法布陣之下，死了非常非常多的人，因此他們派了代表來討債。」

聞言，瞿然而驚。

我問，那要如何化解？濟公師父說：「你要誠心懺悔贖罪，把功德迴向給冤親債主。」

「你有空就來，到隔壁的房間唸經懺悔。你一開始念經懺悔的時候，會跪不下去，一跪下去就會整個人倒下去！」濟公師父一邊大口喝著高粱酒，一邊說著。

我聽了匪夷所思。濟公師父看出我的疑惑，叫我現在就去旁邊的房間跪一跪，看看會不會倒下去？師父狂笑道：「你根本跪不住，會一直倒。」

我一陣猶豫，怕出洋相，當下決定還是不要去跪好了。事後我非常後悔，應該去跪看看是不是會倒，真的非常後悔。

不過因為那間宮廟非常遠，對我而言開車是很大的負擔。因此去了第一次後，就沒有再去了；另一個原因，就是遇到了朱慧慈老師。

在此特別向這對姐弟師父敬表我最深的敬意。

我與「中華身心靈促健會」的緣分

我生病的消息見諸媒體之後，溫暖從四面八方湧來將我淹沒。許多認識與不認識的朋友，紛紛提供自己的師父與宮廟資訊給我；甚至有許多師父自我推薦，我內心非常非常地感激，感受到臺灣的世間人情，覺得臺灣真是一個溫暖的地方。

但是我實在沒有時間全部參拜，因此只能選擇我比較熟識的人。我一直深信許多不認識的朋友所推薦的師父與宮廟，其中一定有不少具有強大能量的被我遺憾錯過了。也藉此機會誠摯感謝大家的愛護。

我從濟公師父那裡回來之後，剛巧我的學生劉靜怡來電，強力推薦朱慧慈老師。靜怡是我在華梵大學教學六年中，交情最好的一位學生。佛光山體系找我去「香海出版社」擔任顧問，我帶著兩位學生上任，其中一位就是靜怡。

靜怡的工作表現相當受到肯定，因此包括佛光山體系的其他單位，都有意延攬她。後來靜怡去了朱慧慈老師的「中華身心靈促健會」任職，得知我生病後，特別來電告訴我朱慧慈老師的靈療很厲害，要我去給朱老師看一看。無巧不巧，靜怡來電時我正和劉學慧師母碰面，師母也極力推薦朱老師，我才知道，師母的小兒子當時也正在接受老師的靈療。

我在去之前先查了一些資料，不查不知道，一查真的嚇一跳。「中華身心靈促健會」理事長是曾任海基會副董事長的邱進益先生，我不但和邱進益副董事長認識，協會的理事全是政界與工商界名流，我也認識一半以上，等於他們都替朱老師背書（現任理事長是李嗣涔校長，他曾任臺大校長，同時也是身心靈與特異能力研究權威。我有次應「中華生命電磁科學學會」演講，特別提到有關朱老師的種種，李校長竟然也在臺下聽眾之列，真是關公面前耍了大刀。）

邱進益副董事長是學外交的，怎麼會出來擔任「中華身心靈促健會」理事長呢？這就是讓我嚇一跳的原因。據李慶平副理事長〈我與中華身心靈促健會的因緣〉一文中所述，原來待在新加坡期間，邱進益得了一種怪病，西醫認為是顏面神經感染病毒，導致嘴變歪，拖了五年一直無法痊癒。當時的中國廣播公司總經理李慶平是邱進益的學弟與部屬，特別介紹朱老師來為他治療。他們在來來飯店地下一樓古巴雪茄咖啡屋初次見面，並向店主人借了房間做為靈療使用。結果在朱老師的手一揮拂下，邱進益的上下顎當場可以左右互動，而且速度快於常人又持久。當天臺大校長閻振興夫婦也在場，目睹神奇一幕。

接下來每星期，邱進益都到朱老師辦公室接受靈療，並循其例架起攝影機，將治療過程記錄成影片，做為他日研究之用。連續去了八次後，第八次就發生了不同以往的情況。邱進益舉起手，如同執毛筆一般在空中寫字，由上至下由右至左的寫著並畫押。他當時手不由自主地不斷寫著，最後寫的是「我走了」。邱進益心想，那麼就珍重吧別再見了，沒想到心裡想寫「珍重」二字，手還是不聽使喚地寫出「再見了」。

據說，當邱進益寫完「再見」二字，忽然就見到一位身穿朝服戴著官帽的人離他而去，走沒幾步又回頭向他說：「你我前朝為官，左右丞相，但你向皇上進讒言，害得我好慘。你得病的下一步即中風，今應朱老師之請，不再追究；但在空中所寫之字，你應理解」。這位只有邱進益才看得到的人說完話、給了邱進益他的名字後，就消失了。非常神奇的是，邱進益原來歪了半邊的嘴臉，也在此時恢復了正常。

因此，邱進益與李慶平就倡議成立「中華身心靈促健會」。①

一位考古專家的靈療體驗

因為朱老師研究「靈體醫學」，對於外邪附體特別厲害，我對此行充滿了高度期待。佛光大學生命研究所宋光宇所長也曾寫過一篇〈我的靈療經驗〉敘述相關體驗。宋所長是學考古出身，在研究考古的過程中多次發生外邪附體情事。例如二〇〇四年二月二十五日，他在看一張四千年前的殉葬車馬坑照片時，突然感覺到有東西撲面而來。他當時就知道不妙，過了幾天果然全身不對勁，頭痛發燒，又覺得整個人像被什麼東西包裹住。他難受得到三軍總醫院的急診室求診，但做了一些肝膽腸胃相關檢查，也查不出個所以然來，相當靈異。而關於靈療，宋所長在文中的敘述如下：

「第一次接受朱老師靈療的時候，我的反應竟然是左右半身各不相同。當朱老師的手伸近我身體的附近的氣場時，我的左手開始打圓圈，還是很有規律在劃圓圈，好像是在打太極拳，又不太像。而右手卻是在作鷹爪功。右手變得像一隻老鷹的爪子，不斷的像空中抓東西，而且是很用力的在抓。有時候卻又覺得自己是一位個蒙古的武將，讓一隻老鷹停在右手臂上。這種經驗是我這一世生命裡面從來不曾有過的。

「朱老師不斷的用她的雙手整理我身外的氣場。有時候，她會用力抓住我的一隻手。這時候，我就會有一陣顫抖。接著就感覺到好像有什麼東西被朱老師趕出身體。開始的時候，我還感覺不到有東西在身體裡面跑動。大概過了半年之後，方才慢慢的可以覺察到有什麼東西在身體裡面被朱老師趕出去。在脫離身體的時候，會有一陣震動，有時候還有一些脹痛。等到這個東西被趕出去之後，那種脹痛感也就隨之消失。隨之而來的是一種輕鬆的感覺。」②

我當時拜讀了這篇文章，就充滿了期待，希望自己也能有這種經驗，然後「隨之而來的是一種輕鬆的感覺」。但讀至此，就該猜出我並沒有體驗到這樣的過程，否則也不必特別節錄宋所長的文章了。

前世未償的債，會變成今世的功課

雖然未能體會到上面所說的過程，還是要分享一下我在朱老師那邊的奇異經歷。

約好朱老師是下午，我本來是倒數第二位，接在我後面是一位非常知名的上市櫃公司大老闆。我禮讓長輩先看，而這份善意也讓我第一次與朱老師的會面，有了更充裕的時間。

朱老師一看到我，就開宗明義地說：「你這個是冤親債主跟著你。」我大吃一驚，問道：「老師您看到了他們嗎？」朱老師回說，「他們進不來我這裡，在門外面等著。」我著急接著問：「有辦法解決嗎？」沒想到朱老師吐出三個字：「沒辦法。」

這三個字讓我心當場涼了一半。但老師又說：「我沒辦法驅除他們，這要靠你自己化解，自己做功課懺悔，並將功德迴向給他們，要靠自己！」聽到這裡，我突然覺得有一種熟悉的感覺，濟公師父好像也是這樣說的。因此我忍不住問老師：「為什麼會有冤親債主跟著我？」朱老師後面講的話，讓我頓時呆若木雞，傻在當場。

朱老師說：「你的前世是一位非常厲害聰明的軍師，可以媲美諸葛亮，你這一輩子沒有親手殺過一個人，但是你百戰百勝，在你的戰術戰法布陣之下，死了非常非常多的人，他們才因此派了代表來討債。」竟然就跟濟公師父說的一模一樣，不可思議極了！

那要怎麼辦？朱老師答：「做功課。」做什麼功課？劉學慧師母送我一個大軟墊，朱老師給我一串共一百零八顆念珠。每天要跪拜（要朝窗外，不能朝向廁所等方向），一回合一百零八次，每次都要全身跪下去向前伸展，並且口唸十字真言：「真、誠、信、實、愛、和、恕、禮、善、同」。

我每次做一圈功課（一〇八拜），就整個人大汗淋漓、頭暈腦漲，且全身乏力，想要做第二次幾乎不可能。這讓我很氣餒，我過去可是運動健將，以前在《中央日報》時，可是桌球、網球、籃球、高爾夫球、保齡球代表隊，現在怎麼虛弱成這樣？

做久了之後，才發覺跪下去向前伸展再站起來，本身就是非常好的運動，不但能做到伸展，還會拉動到脊椎。

自幼天賦異稟，開啟靈療濟世宿命

這次結緣後，因為「中華身心靈促健會」固定舉辦各種講座，其中「健康與智慧人生講座」便邀請我去演講。我講的主題與病毒有關，所以花了不少時間介紹了三峽神祕的預防醫學研究所，也就是現在最火紅的Ｐ４實驗室。沒想到，當年負責建造Ｐ４實驗室的計劃主持人就坐在下面聽講，我又一次在關公面前耍了大刀。

在中華身心靈促健會所發行的《覺行季刊》，吳德里先生曾撰寫〈靈療濟世的朱慧慈老師〉一文，其中娓娓道來朱老師以靈療濟世的緣由。朱老師自幼就有異於常人的感應，能夠看見旁人看不見的異象，甚至還能直覺感應到哪戶人家將有變故。而朱老師初次發現自己具備靈療的能力，是在她九歲。當時她的外公因肺穿孔病危，醫生宣告放棄治療。年幼的朱老師一邊不捨哭泣，一邊握著外公的手要他別走；沒想到第二天，外公竟悠然還魂地坐起身來，從此多活了十年。文中更提到：

「朱老師知道自己的宿命就是靈療濟世，讓冥陽兩界累世的恩怨與業障，能有一個疏通的管道；她因此毅然決然地挺身而出，協助醫學界及科學界展開對她靈療個案的實驗，期待透過高科技研究，讓人們對於身心靈深層次，有更進一步的認知，來打破靈療是迷信的迷思，一路行來備極辛苦，她卻無怨無悔甘之如飴。對求助於她的民眾來說，她既是施療者，也是傾聽者，更是心理諮商者；在國內外醫學研討會上，她則是靈界訊息的提供者、特殊病例的解說者。

「美國九一一恐怖事件發生的八個月前，朱老師在一場以科學家為對象的演講會中曾宣稱：二十一世紀美國最大的敵人乃是恐怖份子，他們不會攻打美國軍事基地，卻會癱瘓華爾街！在漢他病毒、炭疽熱、SARS出現之前，她即在不同場合中數度提到：瘟疫的蔓延將為人類帶來大災禍！警語歷歷，言猶在耳，讓與會者事後大呼不可思議！」③

其中「瘟疫的蔓延將為人類帶來大災禍」，現在看來，難道指的是新冠肺炎嗎？

我是因為讀了李慶平先生〈我與中華身心靈促健會的因緣〉而建立起與朱老師的因緣。如各位讀者想更深入認識朱老師，可以找出來讀一讀，裡面也寫到朱老師靈療許多名人的故事。

1. 李慶平（二〇二〇年五月二十四日）我與中華身心靈促健會的因緣。台灣好報。
2. 宋光宇（佛光大學生命研究所）。我的靈療經驗。取 http://bms.org.tw/bmsa10/info/info1_02_25.htm
3. 吳德里。靈療濟世的朱慧慈老師。取自 http://bms.org.tw/bmsa10/info/info1_03_1.htm

第二章　雞皮疙瘩林師姐

兩次被「好兄弟」跟上的經驗談

伊通街林師姐是我神鬼靈療過程中，最有趣的一段。

要談林師姐，就要從七姐妹說起。七姐妹是七位上班族女性，她們本來各自天涯，卻意外的在網路上相識；因為彼此意氣相投，便從結緣到結拜，做了異姓姐妹。我因緣際會認識了七姊妹，和她們建立了深厚的交情。其中一位姊妹在新竹縣結婚，我還跑到新竹女方家裡擔任親友的角色。還有一位姊妹遠嫁到土耳其，每次她從土耳其返臺，我都會請她聚餐。

但其中一位姊妹，有天在下班後感到不適發燒，送去醫院後病情突然急轉直下，兩天後竟然就病逝了，讓人措手不及。其他六姊妹非常不捨，也非常想念她，就找上了伊通街林師姐。林師姐安排讓她們七姐妹重逢，當場她們真的感覺到這位姊妹回來了。林師姐也告訴其他六個姊妹，要燒一組電動遊戲機跟一支手機給她。

所以後來我生病了，那時正是病情最嚴重最嚴重的時候，姊妹們就勸我去找伊通街林師姐，其中一位姊妹還親自陪著我去。林師姐的宮廟位在沒有電梯的公寓五樓。我那天情況糟透了，爬到三樓已經上氣不接下氣，在三樓樓梯口坐了十分鐘，暈眩感才減輕了一些，整個人不舒服極了；再走到五樓門口，只能大口喘氣。

結果我一走進去，林師姐跟他的姪女ＩＶＹ一起從椅子上跳了起來，嚇了我一大跳。我問「怎麼了？」她們兩個同時伸出臂，說：「你看我們的手臂上寒毛都全部豎起來了！起雞皮疙瘩了。」

「那麼這代表什麼意思啦？」我問。林師姐說：「你帶了一個很兇的上門。」糟了！那要怎麼辦？林師姐吩咐：「你趕快去準備三樣水果，每樣六個，還要帶一盒飯菜來。」（林師姐當時還有囑咐某些水果不行，但我已經記不得）。

我一聽頓時汗流浹背叫苦不迭，因為得爬下五樓，再去張羅這些東西，然後再提這麼重的東西爬上五樓。

果然，當我買好了水果跟菜飯，又開始了我的艱苦爬樓之旅。這次爬一層就休息一下，爬得臉發青嘴唇發紫，整個人不舒服到極點。

終於回到五樓後，我在神壇前供奉供品，該燒的香都燒了，也虔誠拜過所有神明，最後在地藏王菩薩前和解。結果林師姐一擲筊，竟然「擲無筊」！連擲三筊都無筊，看得人心驚膽顫。林師姐說：「你等一下，我來和他交流溝通一下。」

交流之後，林師姐面有難色地說：「他是一位黑道老大，他要檳榔、菸跟酒。你必須親自去替他張羅。」

各位知道這代表什麼嗎？就是我必須再去爬樓梯。我自問還爬得動嗎？菸酒還好，便利商店就有，找檳榔就比較麻煩了。終於全弄妥後，我又展開了我的五樓之旅，這時矗在我面前的不是五樓，是玉山。

這次的下樓張羅，然後再爬上樓，真的是人生挑戰。我全身大汗淋漓、虛脫地回到林師姐所在的五樓，倒好酒、點好菸、打開檳榔，林師姐一擲筊，竟然真的獲得三個聖筊。林師姐便說了：「你到後面去燒紙吧！」我當下就覺得身體變輕鬆了，下五樓時腳步也輕盈許多。我覺得原因可能有三：第一，是林師姐幫我解決了問題；第二，是我的心情一下子放鬆，自律神經也跟著輕鬆了；第三可能是因為我爬來爬去，運動大出汗，有所幫助的緣故。

忘記過了多久，我又出現極不舒服的情況，再去找林師姐。我再度艱辛地上了五樓，一進門，林師姐跟他的姪女ＩＶＹ一齊從椅子上跳了起來，我幽默地說：「兩位的手臂上寒毛都全部豎起來了啦！起雞皮疙瘩了啦。」

林師姐再次吩咐我：「你趕快去準備三樣水果，每樣六個，還要帶一盒飯菜來。」我拜託林師姐：「您能不能先交流交流、溝通一下，我真的沒辦法像上次一樣爬兩次樓梯了。」林師姐溝通後，告訴我是位小留學生，暑假從美國返臺去海邊玩水，不幸溺水。

賓果！我心懷感激地說：「那我就清楚了！」於是我去買了水果，又去麥當勞買了漢堡、可樂和薯條（如果買飯菜，鐵定還要再爬兩次）。回來後果然一切順利，林師姐擲筊，果然又獲得三個聖筊。林師姐又說了：「你到後面去燒紙吧！」

題外話，有次我在林師姐那裡遇到ＩＶＹ的先生陳偉杰，當時他正就讀臺灣師範大學政治研究所博士，對參與政治事務有興趣，我相當鼓勵。後來他就當選了新北市議員（淡水區、八里區、三芝區、石門區），因議員與魚丸閩南語發音相近，許多鄉親都稱偉杰為淡水魚丸。

電視臺裡「無形的朋友們」

有天我上《愛喲我的媽》節目，週一的鬼燈獎是個講鬼故事的比賽。我在鬼燈獎比賽，每次都拿第一名，那次當然也不例外。但講完之後，就感覺很不舒服，下節目第一時間就驅車去找林師姐。我一進去，林師姐跟他的姪女ＩＶＹ一起從椅子上跳了起來，我又自以為幽默地說：「兩位的手臂上寒毛都全部豎起來了啦！起雞皮疙瘩了啦。」

沒想到林師姐說：「這次不是一位，是一群跟著你後面進來了。」我嚇了一大跳，林師姐接著說：「他們有話要跟你說，希望你能夠轉達所有談鬼故事的來賓，上電視可以誇大渲染，但不能胡說八道亂掰。他們其實很愛聽，但胡說八道亂掰的聽不下去。」

在電視臺的地下室，許多來賓都有過與無形朋友交會的經驗。有一家位於內湖的電視臺，幾乎所有來賓都曾在攝影棚看過無形朋友。曾有位新來賓目擊燈架上有一位無形朋友在聽，當場嚇得半死，旁邊來賓則淡定要他別大驚小怪。另外還有一家位於臺北市東區的電視臺，更發生女來賓多次在地下室撞邪的事件（最近去那家電視臺，發覺地下室整個改裝了，不知情況是否有改善）。所以，我們談到陰界故事的時候，必須心存敬畏，不可抱持嘻皮笑臉的態度。

各位如果不相信，我再講個「雞皮疙瘩」故事。利菁有次主持節目，開錄後她一直聽到後方傳來有人在講話的聲音，便提醒：「哎！我們還在錄影，小聲一點」。不料工作人員答道：「背板後面沒有人。」利菁火大不信邪，立刻衝到背板後面查看，才發現真的沒有半個人，讓她瞬間起雞皮疙瘩。

當天節目一開錄，來賓中的一位老師和馬妞就頻頻盯著攝影棚上面的燈，讓利菁驚慌直問：「你們在看哪裡？」馬妞指說，右前方的柱子上有好兄弟在跟他們打招呼，連旁邊的來賓也淡淡地說「馬妞姐說的是真的」，讓她嚇壞了。

現場的老師解釋，因為攝影棚屬於密閉式空間，沒有窗戶，也沒有陽光照射進來，所以容易聚陰。而且拍戲、錄節目都是歡樂的表演，好兄弟喜歡看戲，當然會不請自來；不過他們都只是觀眾，沒有惡意。

臺灣的各家電視臺，都沒有很在意這些事情。三立電視臺在一樓有設置一個房間，拜的是關聖帝君與觀世音菩薩；我每次到三立去上節目，一定會到那個小房間虔誠上香，祈求平安。在 ViVa 購物臺內也設有一個神案，我每次去上節目，也一定會燃一柱香，心誠則靈。

第三章　行天宮異象，光有府黃師父

黃師父給我的一場震撼教育

很多人都去過行天宮，也在行天宮收驚過，但不知有沒有過像我這樣奇異的經驗？要談行天宮之前，先來談談光有府黃師父。

有天我錄《哎喲我的媽》節目，身體不舒服，趙正平立即推薦我去找光有府黃師父。當時我找過很多師父，已經有些意興闌珊；但黃師父剛好住在民生東路社區，我家也在民生東路社區，因此我便打電話跟黃師父約時間。黃師父非常非常地客氣，還說她讀建國中學的兒子，是我的超級粉絲。

黃師父每個禮拜一休息不辦事，因此就約了我禮拜一去。黃師父與先生原本是開補習班的老師，一個教數學、一個教理化，生活美滿，收入也不錯。突然有一天神明降駕，指示她機緣到了，要黃師父承擔天命，出來濟世；黃師父與先生便把補習班收了，開始從事濟世的工作。

我到了黃師父的家，那裡完全看不出來是一所宮廟，外面就是普通的一般公寓，進門客廳也是個一般的客廳，完全看不到任何關於神壇的擺飾，也看不到有供奉神明，甚至連香都不用點。大家熱絡地聊天，黃師父的兒子也來找我拍照，場面很是歡樂。黃師父聽了我的病情之後，就說：「馬老師，你平常要找正信的神明多去拜拜，像是行天宮、龍山寺等。」

「我常常去行天宮拜拜！」我答道。黃師父一疊聲地說「行天宮很好啊！很好啊！」就走進了一個小房間去與神明溝通。

從小房間出來後，黃師父講了一段話，當下給了我一場震撼教育。她嘆了口氣說：「馬老師，你去行天宮的方式不對！」

我心中一驚：「什麼地方做錯了？」「第一，你為什麼從來不坐下來跟關老爺子談談天交交心？」黃師父說。「要怎麼樣談談天交交心呢？」黃師父說，就是要抽抽籤啊，你為什麼從來不做呢？

接下來黃師父又問：「你為什麼總是空手到呢？總是要帶一些供品供奉。」黃師父特別囑咐以後如果去行天宮，要帶兩瓶無糖的烏龍茶，還要坐下來和關聖帝君聊聊天。關聖帝君愛喝無糖的烏龍茶。

這就厲害了！我生平去過最多次的宮廟就是行天宮，只要有不舒服，就會去行天宮拜拜。但我都是錄完《關鍵時刻》，到了晚上才有空閒去行天宮，因此賣供品的店鋪都關門了，只好空手而入。那個時間解籤的服務也收了，所以我從來沒抽過籤，因為我不是去問事，只是去祈求自己與所有我愛的人平安健康。

這件事絕對沒有人知道，如果講錯，我當下會馬上走人。但黃師父居然一口道破，哇塞！這個厲害。

黃師父要我繼續常去行天宮。另外交代的一些事情，時過境遷我已經記不得了，只記得其中一項是要我常喝東方美人茶。

收不完的驚！我在行天宮遇到的異象

五年前，我動了一場危險的心臟手術。人在做這麼大的手術之前，免不了會去祈求神明的庇佑。手術前，我上了佛光山，向佛祖祈求平安健康、手術順利；從佛光山回來後去了行天宮，請關聖帝君護持。

（另：那次去佛光山雖是因為手術，卻是我生命中非常美好的一段旅程。好友小芸辛苦開車來回，劉學慧師母（陳宏夫人）親自陪同我前往。我們在臺南康寧大學住了一個晚上。康寧大學以前有旅遊餐飲系，學校設有實習餐廳與實習旅館；實習旅館非常舒適，校園超過廿公頃，非常美麗。我順便為臺南的教職員與同學們舉行了一場專題演講，現場相當轟動。感謝當年慧傳師父的接待、祝福與贈書；感謝妙開法師的招待與陪同，讓我帶著美好的心情來面對生命中最嚴酷的一場手術。劉學慧師母現在歡喜去見佛祖了，想念師母，美好的記憶永存。）

手術順利成功後，我一心想要還願；無奈術後病體虛弱，佛光山路途遙遠，因此就先前往行天宮還願，感謝關聖帝君。那天是我術後第一次出門，身體還非常虛弱，拜拜完後，我跟太太說我想去收驚。

那天收驚的隊伍排得很長，我虛弱得有些站不住，輪到我的時候，已經兩眼發暈。等到効勞生阿嬤收完驚後，我說了聲「謝謝」，正轉身要離開；突然，笏勞生阿嬤喊住我：「請等一下！」這是我多年收驚以來，第一次聽到笏勞生阿嬤開口對我說話。

只見笏勞生阿嬤走到恩主公前，捧香恭敬鞠躬，奉請恩主公作主。接著笏勞生阿嬤一擲筊，竟然擲無筊！這是怎麼回事？我從來沒有見過！

笏勞生阿嬤又替我收了一次驚，再次走到恩主公前，捧香恭敬鞠躬，奉請恩主公作主。再次擲筊，又是擲無筊！

笏勞生阿嬤第三次替我收驚，第三次走到恩主公前，捧香恭敬鞠躬，奉請恩主公作主，然後擲筊，第三次也是擲無筊！

這樣的過程開始循環。

我真的記不清劬勞生阿嬤替我收了幾次驚，因為我已經搖搖欲墜，支撐不住。只記得我閉著眼睛，用整個意念告訴自己撐下去。

後面排隊的人愈排愈多，大家開始竊竊私語，我也變得焦慮不堪。我不知道過去行天宮收驚，有沒有出現過這樣的場面？也不知道為什麼只有我收驚一直不能成功？

當劬勞生阿嬤再跟我說「先生，您再請等一下！」我不知道這已經是劬勞生阿嬤第幾次跟我說這句話，只得向劬勞生阿嬤低聲說：「我支撐不住了，不能再等了，我不收了。」

本想問究竟發生了什麼事情？在收完驚後，劬勞生阿嬤是感應到什麼？才會叫我等一下？劬勞生阿嬤會叫我等一下，一定是心有所感，才會去關聖帝君面前擲筊。行天宮以前收驚，有沒有發生過像這樣一直收一直收的情形？如果我那天撐得住，會需要收到多少次呢？

通常以我的好奇心，我一定會追根究柢，但當天我已呈現半昏迷狀態，心肺無力，只想趕緊脫離現場休息。

所以，這到現在都是我心中一個大謎，無法解釋！

行天宮對「收驚」的解釋

行天宮網站上，針對收驚是這樣說明的：

《抱朴子．論仙篇》：「魂魄分去則人病，盡去則人死。」說明了魂魄的狀態，與世人的疾病、壽命有極密切的關係。小孩無緣無故啼哭不止、胃口欠佳不肯進食，情緒變得很不穩定、不願獨處黏著親人；大人心神不寧、記憶力不集中，不易入眠又不易睡醒。這些俗稱「拍著驚」的情形，都可以透過收驚科儀，安定心神，收攝魂魄，以求化解。[1]

我當時究竟是哪一樣不能化解呢？記憶力不集中嗎？我手術後，失憶的情形倒是很嚴重。

《玄靈玉皇寶經》記載：「八德無虧，願子隨分。」為信眾收驚的効勞生，平時是以列聖寶經為師，日日課誦經卷，並於生活中實踐「孝悌忠信禮義廉恥」八德，將信仰落實於生活之中，那麼為信眾收驚才能功德圓滿。[2]

所以，那一位効勞生阿嬤，雖然我不知道您的名字，但我謝謝您！

睦澔平去三芝找何婆婆時，何婆婆曾告訴睦澔平：「馬西屏前生是一隻超級大青蛙，曾經咬了關聖帝君的腳。」

三立電視臺在一樓設有一個房間，拜的是關聖帝君與觀世音菩薩。我每一次到三立去上節目，一定到這個小房間虔誠上香，祈求平安。

各位也不妨多去行天宮。舉一個例子，吳卓源在二〇一九年十二月二十日推出第三張專輯《5am》。在新專輯發表會上，公司特地送上超大平安符給她，為什麼呢？因為詭異事件接連發生，吳卓源拍攝平面雜誌時，一進廁所就暈倒無法站立，每次都一樣；後來團隊到一處廢墟取景，拍攝新歌MV，連在車上休息的經紀人都被好兄弟騷擾，睡夢中感覺有人抓他手，原以為是幻覺，隔天左手竟真的腫起來。後來公司決定帶她去行天宮收驚，新專輯才順利發表。

完成本書初稿之後，我又去了一趟行天宮，但沒有收驚就是了。

1. 取自行天宮官網 https://www.ht.org.tw/religion29.htm
2. 同前。

第四章　金環太子會球哥，中和老師

一則新聞牽起我與「球哥」的因緣

認識「球哥」完全是意外，也是我的榮幸（金環太子會稱太子爺為球哥）。

二〇一七年郭書瑤主演的《通靈少女》在臺灣掀起熱潮，故事原型人物「索非亞」劉柏君於十五歲時成為靈媒，在廟宇一做就是十年，神鬼都藉她的身體做為溝通橋樑。「索非亞」的故事大家已經耳熟能詳，今天我要介紹的是「通靈少年」潘家齊。

故事要從東森財經臺的《57爆新聞》節目談起。今年初（二〇二〇年）某天，節目執行製作傳來一則ETtoday新聞雲的新聞給我看：「馬老師，這個新聞很有趣，今天能不能來講？」新聞內容講的是關於太子爺顯靈的事情。我立即想起汐止有一個有關太子爺的故事，東森新聞報導過、蘋果日報也到他家裡去做過專訪，還有影片，故事內容好聽。於是當天我們就講了這樣一個故事。

沒想到，過兩天收到「金環太子會」法律顧問徐維良律師的來電：「馬老師，您那天講的內容有些地方有錯誤。」

我回說：「內容都是球哥接受媒體訪問來的。」「媒體的內容本身就有誤。」徐維良律師指出。

大家看了這裡一定心驚膽戰：馬老師闖禍了，律師都來電了，接著就是存證信函要來了。但無巧不成書，「金環太子會」的徐維良律師是我的好朋友，我這輩子只打過一次官司，就是徐維良律師幫我打的。當時他任職於「聯合法律事務所」，而「聯合法律事務所」的所長黃靜嘉律師是我的麻吉，所以我才交給他們。後來徐維良律師出來在新北市自己開業（又，「聯合法律事務所」出過兩位總統，阿扁總統與小英總統都曾在此任職，我也曾在「聯合法律事務所」與阿扁總統見過面。）

因為節目已播出，小錯誤也沒辦法更正，我便提議：「等政治選舉過後，我找個機會再來講一次球哥的故事，做為更正。」徐維良律師問我說：「馬老師你要不要到汐止來了解一下，這樣在電視上講才比較生動正確？」就促成了這次的緣分。

因為維良兄的緣故，我第一次接觸就對「金環太子會」有了好感，而且接觸後好感日增。

「Hi 馬大哥，我是臺北金環太子會公關 Hebe，如果您下週五 1/17 晚上 8:00 有空的話，我們很歡迎你來，因為下週五不開放外部報名問事，所以會有比較多時間跟你交流。」

「Hi 馬大哥，您個人問事的話只需要先跟我們說要問哪方面（例如：事業、健康等），當天我們會請你先填一張個人資料的紅單（姓名、農曆出生年月日、家裡地址等），細節您當天和太子爺敘述即可。」

「Hi 馬大哥，因您首次來金環，貼心提醒您本周五 (1/17) 20:00 至臺北金環太子會拜訪問事的相關注意事項：

1. 臺北金環太子會固定於周五晚上辦事，流程為先由輪值女神降駕為所有人淨身，接著元帥降駕開始陸續為信徒辦事。
2. 臺北金環太子會問事原則為不受理前世今生之事。
3. 向神明問事不方便以訪問方式洽詢，如有訪問需求請以住持本人及會內幹部為主，如要拍攝辦事畫面須事前徵求神明同意。

4. 本周辦事時間／地點：（在此就不直接透露地址，有興趣的讀者可自行查詢）」

我一開始接觸的是兩位金環太子會公關 Hebe 跟宗翰，兩個人都非常客氣有禮，給我非常好的印象。實際接觸後，也覺得與一般人對宮廟文化的年齡結構與外貌想像截然不同。一般宮廟文化的陣頭雖然年輕有活力，但往往血氣方剛，行事風格比較外放衝動。「金環太子會」更像是一個大學生社團，年輕有活力，虔誠有品德；知恩懂圖報，善良有愛心，且不菸不酒。

球哥賜給我的「生死劫」提示

去汐止那天下著大雨，汐止靠山區的「金環太子會」位於小巷子裡，巷底高掛著「太子廟」三個大字，但還要再往一間老舊公寓住家裡面去。我鑽來鑽去找不到停車位，最後停到外面一間高爾夫球練習場。

走上了四樓，其實並不是印象中的宮廟，而是潘家的住宅，客廳擺放著大約廿座左右的神像。金環太子會眾熱情接待，幾位幹部都在場，包括：聖諭指定會長陳珮穎、副會長洪麗華、總幹事蔡慧穎，財務長陳怡瑄四人，為金環太子會首批鐵娘子核心幹部。跳脫傳統，姐的力量不可小覷。其中會長陳珮穎我認識，她曾跟在于美人的身邊（熟人愈來愈多）。

那天中南部有法會，家齊冒大雨趕回來。當天徐維良律師太太做了可口的糕點，饑腸轆轆的家齊就忍不住嚐了幾口。

家齊辦事分兩個階段，所以要請兩次神明，第一階段是替眾人淨身。家齊請神上身時，忽然劇烈嘔吐，彷彿要把胃清空一般，他笑說：「太貪吃了，剛才不該吃蛋糕的。」大家哈哈大笑，真的就像鄰居小孩。然後，請來的是菁埔三夫人，原本的大男孩完全變成一位不怒而威的女將軍，這時的重點有兩個：

一個是他的動作、口音完全變了，說的臺語有些奇怪，我有些聽不懂；第二是自菁埔三夫人降駕，替我們一個個分別淨身之際，他從頭到尾兩腳腳跟都是踮起的，完全沒有放下。這就厲害了，如此長時間我是完全無法做到的。

第一階段完成，菁埔三夫人退駕。開始「辦事」，換太子爺降駕時，家齊又變成一個童趣十足、平易近人的男孩。這時其他人都要迴避，只有弟子留下，尊重來問事者的隱私。

我第一個問事，當然要問：「我過得了今年嗎？」

球哥說：「你今年確實有一個生死劫，不過不是不能化解。但不是靠我化解，要靠我們一起來化解。我會幫你的忙，但是最重要的是你自己。該怎麼做？你自己要仔細的想一想，如果想不清楚，再來找我，我再告訴你。」

這時球哥再講了一句話，讓人很振奮：「這次生死劫，如果你渡過的話，未來會很長壽。」

我追問：「是哪一種生死劫？」「生病，要當心病毒細菌。」哇！沒想到球哥講了不到半個月，大陸就爆發新冠肺炎，我恐怕是最驚心動魄的人。不過我決定抱持平常心，正常過日子。

接著，球哥給了我兩個暗示：「第一：你自己要做一些改變。第二：你如果不上電視，會不會生活有困難？」

我說：「不會！」球哥說了聲「那好」，又再補一句：「有兩個月要特別注意，渡過就沒事了。」（是哪兩個月，還請容我保密。）

後來有弟子跟我說，球哥可能是暗示我上電視當名嘴十七年，有時會批評到人，總不免批評錯人，造了口業，才有今天的劫。以後批評人的節目，就不要上了吧！

而最讓我震驚的事情，就在這個時候發生了。球哥決定送我一個護身符隨身帶著。球哥拿了一張令符紙，在紙上寫下令符後，突然下令將九天玄女娘娘的金身從神壇上請下來，刮一些金身上的金粉放在我的護身符裡。大家都有些意外，我也被震懾住，這在一般宮廟是非常罕見的事情。

我可能從沒有近身看過起乩，有些事看起來相當奇妙。例如：神明幫人淨身，都要點三枝香，每次家齊要滅香，都放入口中滅，哇！燒著舌頭不痛嗎？還有家齊有時要將香頭放入護身符，他就將三隻明火的香頭放入嘴中咬斷，相當厲害。

（那為何要叫球哥呢？會員是這樣說的：太子爺親切大方，喜歡信徒稱呼祂「球哥」，因為祂常以舉手持物的姿勢對會員說：「這是我的法器一顆金球，就叫我球哥吧！」）

我問事大概晚上八點半就結束了，但我隨後留了下來。球哥真的很有耐心，有位女士談的都是家庭瑣事，反而像是來自艾自怨的，球哥便成了心理諮商師，一直開導她，竟然弄了快一個小時，讓我有點擔心家齊的身體太累。我待到十點四十分才離去，因為高爾夫球練習場十一點關門，必須去開車。

返家之後馬上收到訊息：「對了馬大哥，上次來金環的過程都還好嗎？有沒有什麼需要改進的地方還請你提點指教，之後若還想要再來拜拜或找球哥，都歡迎隨時跟我說，我們公關團隊都能先幫你安排喔！」

通靈少年與神明的不解之緣

在幾則新聞專訪中就曾提到，家齊從小似乎就跟神佛很有緣。他媽媽在生完兩女後希望生個兒子，到北港媽祖廟許願，後來果然懷孕，且在懷胎九月時常夢到媽祖來看她。甚至當生產時家齊因顏面朝上、一隻手舉高，而必須緊急剖腹生產，潘媽媽也夢到媽祖「推肚子」幫忙。

不過家齊說他在十七歲之前，完全不覺得自己有什麼通靈體質，只是跟著家人一起拜媽祖。

但有一天，他們全家人一同到臺南新營太子宮，想迎一尊神回家當家神。家齊不喜歡那種新雕好的，所以就去看了落難區。他看中了三尊，就擲筊，在媽祖的指示下，落難的三太子神像，就這麼跟了家齊從新營太子宮回到汐止。接著神像擺上桌供奉沒幾天，詭異的事就發生了。

家齊說，他有一天突然間感覺好像被打昏，像睡著一樣；等到醒來的時候，他媽媽就滿臉驚慌失措地跟他說，剛剛太子爺下來，說祂要開始濟世救人。太子爺有說，要借用他的身體，嚇得潘媽媽手足無措！

與神明的第一次接觸，在家齊的記憶中彷彿斷片一般，但從此之後耳邊卻總出現不明的聲音與他對話，希望借用自己的肉體，為百姓服務。那時太子爺還跟他說，在為祂服務的期間，他可以把自己心裡所想、希望太子爺可以為他辦到的事情告訴祂，家齊就告訴祂說：「我要我媽媽身體很好。」

原來他媽媽有糖尿病，身體常常出狀況，常常住院。為了媽媽的健康，家齊毅然決然與三太子簽下終身契約，要一輩子當祂的代言人。那時候元帥就說好，我就會幫你這個條件。接著就發生很神奇的事情——家齊開始為祂服務以來，媽媽就再也沒有住過院了！（我那天也有見到潘媽媽）。

而隨著太子爺降駕後，他身邊的朋友就開始會抱持好奇的心態體驗「問事」，後來一個拉一個，到現在每周開放一天，有時人數多達二三十人。問事時不收費，從生病、工作、愛情等琳瑯滿目的問題都有。家齊也說，起乩的過程他完全沒有印象，而退駕後整個人反而會有點精神亢奮。①②

一群帶有「令牌」的「朋友」

前面說到家齊請神上身時，忽然劇烈嘔吐，彷彿要把胃清空一般。我親身經歷看過嘔吐最激烈的一次，是在中和連城路，真的驚心動魄。

當時有好友介紹新北市山上有一間宮廟很靈。但這間宮廟路窄，開車不好走，得搭接駁車上去，而且有的時候師父不一定上山，會由大師兄代理。經過幫忙聯繫後，師父決定在中和連城路的家中跟我會面。

師父的家在公寓大樓的三樓，一出電梯口，就能看見門口放了各式各樣的法器跟符，還有神像。師父本人坐在一張非常大、類似太師椅的椅子上，非常有氣勢。

但此時發生了出乎我意料之外的事情。師父一看到我，臉色唰一下瞬間變得蒼白，整個人從椅子上彈跳起來，然後就衝到浴室狂吐，真的是吐得一塌糊塗，不可思議！這讓我怔在當場。就算什麼場面都見過了，還是有些忐忑。

師父回來後，只講了一句話：「馬老師，您請回吧！我會處理。」我當然忍不住好奇地問：「師父，發生了什麼事情嗎？」「你的後面跟了一大堆朋友進來！」師父如此說道。我回答：「這遇到不止一次了。」師父又說：「我的門口是進不來的，我這裡從來沒有任何朋友進得來。」

這真是太奇怪了，那為什麼這些朋友進得來？師父解釋：「因為他們竟然請有令牌，第一次看到帶有令牌的朋友。」他接著說：「馬老師你先回去，我來跟他們好好談談，我來替你解決。」

第二天朋友跟我說師父一天一夜都沒睡覺，還在跟他們談判中。師父轉達：「請馬老師不要再問了，我會幫他談成的。」

為了寫這本書，我與失聯近十年的朋友又聯繫上，想問師父最後結果怎麼樣？沒想到朋友說師父非常低調，不希望我在書上多寫這件事，也不要提宮廟跟師父的名字。

我尊重我這位朋友的決定，只是非常可惜沒有直接聯繫上師父，在此對師父說一聲謝謝，感恩。

1. 黃子倫（二〇一八年八月二十六日）。白天上班晚上起乩　通靈少年為母簽「終身約」。https://tw.appledaily.com/supplement/20180826/ZL3HOYNTMUMM65KTBCQNVXM6TQ/
2. 《台灣大代誌》（二〇一八年十二月九日）玄奇通靈少年 首次起乩彷彿被雷劈。https://www.youtube.com/watch?v=YJqPwA8rgO0

第五章　關天師與朱子豪博士，女媧廟

與我結緣長達三十年的關天師

本書中的大師與宮廟，都是在我生病之後認識的，唯一一位在生病前認識的就是關天師。回想起來，我跟師父已經認識快三十年了。今年大年初四，關天師仙逝，天心聖殿救世的工作由大師兄陳昱達接棒，我內心痛極。

當年，我擔任《中央日報》新聞編採中心主任兼專欄組主任，體育版編輯周義明先生有一天找我，說有一位關天師想與《中央日報》合作推廣勸善度賢、宣揚倫理道德、社會人心教化工作，希望由我來負責。我讓他先向報社提案，因為這種工作是由社會服務組負責。沒想到社長石永貴先生興趣濃厚，指示由我來負責，社會服務組協辦。

那陣子真的很熱鬧，關天師天心慈善基金會與《中央日報》合辦了非常多的活動，多場的座談會（我第一次在座談會上認識了惟覺老和尚，惟覺師父在座談會發言時全程閉著眼睛談話，讓我很震撼）。也辦了六場的演講會，邀請了佛教、天主教、基督教、回教、道教的領袖各一場，關天師講最後一場。活動辦得轟轟烈烈，內容全都是勸善度賢、宣揚倫理道德、教化人心，宗教的意味反而非常淡薄，這是一次宗教與媒體合作非常成功的案例。因此因緣，我跟關天師與弟子們成了好朋友。

後來，師父的兩個兒子結婚都請我當司儀。家母往生時，師父不僅親自來靈堂送母親一程，而且一路跟著我們上五指山，在五指山上替母親做了簡單的法事，讓我內心非常感恩。

省議會議員會館的撞鬼事件

來關天師天心聖殿的政商界人士很多，尤其是省政府的相關人士特別多。我們辦活動時，也都有省政府的人士來幫忙，背後原來有很多故事。

其中最膾炙人口的，就是省議會議員會館撞鬼事件。一開始，先是議員會館職員巡夜撞鬼的事，透過耳語在員工間驚悚流傳。一天，省議員黃玉嬌住在會館，聽見有人在深夜來敲門，她正覺得奇怪，一開門竟然是當天白天過世的原住民議員洪文泰來「告別」，嚇得黃玉嬌議員奪門而出。

省議員苗素芳也曾親口描述，晚上單獨在會館睡覺時，她覺得房間有「人」，然後就被人用力扯腳。她大驚，立刻從床上坐起來，沒想到床尾空無一人。

頓時，議員會館成了空館，沒議員敢住。

周錫瑋省議員便找了關天師來省議會，關天師處理後說：「沒事了。」並讓周錫瑋在空蕩蕩的會館住了一晚，將自己的斗笠給周錫瑋鎮邪。

當年的七月十一日，關天師在省議會後山舉行盛大的超渡亡魂法會，會場上關天師帶領眾人祭拜諸亡靈，會後並賑濟白米三萬斤給貧民做功德，從此省議會再也沒有發生鬧鬼事件。

關天師有一次去西藏交流，回來後有一些西藏無形的朋友跟來，關天師便做法會替他們超渡。超渡到一半時，在場每個人都嚇一大跳，因為突然聞到濃濃的味道——是西藏青稞糌粑跟酥油茶的味道。那個味道，你在西藏吃過後永遠不會忘記。

關天師的故事太多，大部分都跟土地有關，所以關天師的徒弟以建築界居多。我生病後，關天師到我家裡，只叫我買一把掃帚。他把我家用掃帚全部掃過一遍，然後把掃帚綁在陽臺，表示：「沒事了！」

我問：「之前有什麼事呢？」關天師不回答。這是師父的風格，你如果有不舒服，覺得沖到煞或被附身了而去找師父，他在作法後就會告訴你：「沒事了，沒問題了。」如果你要問有沒有沖煞？有沒有被附身？師父通通不會告訴你。他不會告訴你之前發生什麼事，他只會告訴你以後不會有事。

走筆至此，我特別要謝謝關天師的兩位女弟子呂發南與呂明宜姐妹，呂家姐妹在榮總會計室任職，朋友住院都盡心盡力幫忙，我也多次蒙受照顧，感恩不盡！

能感應地震的特異功能教授

講到關天師，就一定要講我的好朋友朱子豪博士。朱子豪博士是我在《關鍵時刻》認識的好朋友，他是美國堪薩斯州大學地理學系博士，擔任臺灣大學地理環境資源學系教授，主要從事空間資訊為主。

朱子豪一生接受的都是扎實科學教育，但是他卻對研究「超能力」有濃厚興趣，更愛怪力亂神。他有「天眼通」與部分「他心通」，也會氣功，以前每週一晚上都會在臺大教氣功。

朱子豪教授第一個為外界所知的「特異功能」，就是他地震前會有感應，能預知地震。因此，朱子豪教授也開始研究人在地震前身體出現異常的原因。他跑遍全臺灣，找到三十多位有感應能力的奇人，並統整他們的感應記錄，他的研究甚至還獲得國科會的補助（這也是國科會有史以來第一次補助這種研究）。

朱子豪教授發現地震前都會出現異常超低頻電磁波，所以建構了「地震前兆偵測儀」，能準確偵測八千赫茲頻率的超低頻電磁波，是目前最精準的偵測儀器。例如新聞就曾報導，有位地震奇人李振吉能用耳鳴預測地震，朱子豪教授立即登門放一臺地震前兆偵測儀，並表示：「用寬一點的音頻去探測，當李先生聽到（地震訊息）的時候，另一個機器是不是開始波動？如果答案也是肯定，我們就可以證明，至少兩邊得到是同樣的訊息。」①

朱子豪教授找到三十多位有感應能力的奇人，很多人都是在大地震前會耳鳴，不過也有人是以肌肉跳動預測震央。有一位先生的身體分別代表臺灣的各方位，例如：腳底代表屏東、肩膀左側代表宜蘭，只要那裡的肌肉開始跳動，就表示該地區將發生地震。

朱子豪教授不再滿足只尋找對地震有感應能力的奇人，他只要得空就走透透，到處尋找有「通天」的師父與宮廟，只要聽到有本領的，就上門拜訪，三芝何婆婆也是他去拜訪後，覺得有趣就找我去的（見神鬼篇第七章）。

當大家知道他有「特異功能」後，很多人都找他幫忙「處理」，他也樂於「出手」。我生病後，他在《關鍵時刻》的會議室裡對我說：「你的體質太敏感，非常容易惹上無形的朋友。」又驚爆：「現在我們兩個在談話的時候，無形的朋友就在旁邊聽，胖胖的笑嘻嘻地看著你。」我頓時傻了眼。

他補一句：「你放心，他沒有惡意的，他很喜歡聽你講話。」他說自己第一次來東森，就發覺攝影棚裡有無形的朋友。後來三峽無極紫勝宮小娜老師來上《關鍵時刻》，也跟劉寶傑說有兩個無形朋友在旁邊聽你講。嚇得劉寶傑當場倒退兩大步：「真的假的！」小娜老師說：「你放心，他們只是喜歡聽。」

朱子豪教授與關天師的師徒之緣

關天師與朱子豪教授的相遇，只有一個字——「緣」。

朱子豪教授有次去參加一場尾牙，左右兩邊各坐了一個大公司的總經理，大家都知道朱子豪教授喜歡見「高人」，兩個人都談起自己的師父厲害，結果說著說著才發現竟然講的都是同一個師父，那就是關天師。因此，他們就叫朱子豪教授一定要去見見自己的師父。

於是，朱子豪教授上天心聖殿見關天師，關天師一見就大吃一驚：「我們是三千年前就訂下師徒的緣份。」但關天師上面有三十六位師公，收徒弟一定要經過師公的允許，所以關天師收徒弟的過程很長。因此，他就先收了朱子豪教授做義子，再等待上面各師公的批准。

後來，關天師對朱子豪教授講：「決定要收你當徒弟了，準備受洗吧！」所謂的「受洗」，就是讓朱子豪教授回家打坐。打坐到出神的時候，朱子豪教授看到三個人來了，其中一個人竟然是國父孫中山，然後三位師公將朱子豪教授抬起來丟進水裡面去淹，就認證了朱子豪教授是他們的徒孫。

此事之後，朱子豪教授很興奮地跟我說：「找到師父了！」我回他：「你師父我很熟，哈哈哈！」朱子豪教授還將三芝何婆婆帶到關天師聖殿，來了場仙拼仙。

有一天朱子豪教授剃個大光頭來上節目。他說：「我要在山上閉關七天，好好的跟師父修練。」閉關後出來，他更一心求道。

不過，朱子豪教授後來生病了。因為他仗著自己有「通」的本領，到處去幫別人解決問題，但是他卻沒有領旨。他透露太多天機，所有幫助過的人的業報都由他承擔，因此無形的朋友就開始修理他。他住進振興醫院很長一段時間，後來惡化到要洗腎，病情很嚴重。

朱子豪教授回到山上找關天師，請師父幫忙。師父說，你被修理受傷的部分，我沒辦法處理，但其他部分我可以幫你擋住，但你不能再四處幫人處理。後來，朱子豪教授就一天天地好起來了。他病後我們雖然好多年沒見，但在LINE上面還互有往來。

一次在女媧廟的神奇經歷

關天師的作風是不告訴你是否撞邪或附身，這是因為是怕你知道後害怕；他更不會告訴你是惹到誰？這是因為怕你心中有陰影。不管有沒有撞邪或附身，他只會告訴你已經「沒事了」。我第二次遇到這種作風，是在新北市的一間女媧廟。

女媧廟是一位好朋友介紹的，我各種神明都拜過，但以女媧為主神的還沒去過，就去參拜。女媧廟在一條巷弄裡面，非常難停車，不過我晚上去時，居然剛剛好可以停車，一開始就覺得真幸運（女媧廟在板橋還是土城，我竟然記不清楚了，上網查也沒查到，難道是搬家了嗎？）

女媧廟的師父聽明了我的來意，就拿起一把蠻大的拂塵，劈頭劈臉地把我從頭打到腳全身打一頓，一面打一面念念有詞。打完之後，師父說：「沒事了，乾淨了！」

我問：「我本來是怎麼了？是撞邪還是附身？」師父只回答：「我不知道。」原來當初師父的師父傳法給他時，只教了清除的方法，但是不讓他看到無形的朋友，擔心看到會被嚇到；所以女媧廟的師父懂得方法，但不知前因。

離開女媧廟時候，確實身心輕鬆了很多。我在想，這是真正有效，還是因為把我全身打了一遍，筋氣血暢旺，就感覺舒服了？

1. 張桂端、許立帆（二〇〇四年十月二十六日）。耳鳴預知月底有強震　學者感興趣。TVBS NEWS官網。取自https://news.tvbs.com.tw/other/471045

第六章　九玄宮與江柏樂，無極金露元心宮林裕仁老師

藏在小宮廟裡的大玄機

與九玄宮結緣，是江柏樂老師牽的線。第一次我不是主角，只是陪同前往。

我有位親戚要我推薦家中看風水的老師，我就推薦了好友江柏樂老師，雙方接觸久了，成了好朋友。我這個親戚的大兒子有些不舒服，江柏樂老師就推薦他一定要去九玄宮，親戚便邀我一同前往。

九玄宮位於中和一個非常狹窄的巷弄裡，是一間很小的宮廟，但是小宮廟藏有大玄機，讓我大開眼界。大隱隱於市，狹小並不代表沒功力，這反而是間我評價極高的宮廟。

走進九玄宮，就看到江柏樂老師名字高掛。江柏樂老師曾經連兩年擔任九玄宮爐主，南下進香。二十年前江柏樂老師來到九玄宮，從此九玄宮就成為江柏樂老師生命中最重要的宮廟。江老師自己並不是無所不包，他負責風水跟祖墳，如果是附身沖煞，他就介紹到九玄宮；如果是觀落陰，他就介紹到幸天宮。

有一次江柏樂老師的阿姨身體不舒服，他帶阿姨去九玄宮；沒想到辦完事之後，蔡師兄跟他說：阿姨沒有大問題，有問題的是你的母親。結果蔡師兄幫江老師的母親處理後，他母親的一些問題突然就好了。更重要的是，蔡師兄還告訴他：「你的主令符是七仙女娘娘，你要拜七仙女娘娘。」從此江柏樂老師事業就一帆風順。

我第一次當旁觀者。玉勅九玄宮除了主供玄天上帝之外，還有恭奉右殿的紫微大帝、下殿的虎爺、左殿的註生娘娘、外殿的五營兵將、太歲星君及其他眾神明。到的時候先點香參拜，然後要等待兩次（這是我看過最耗時的）。

首先，要等待神明降駕。九玄宮最奇特的在於不是本身供奉的神明降駕，而是外面的神明來主持，連主持蔡師兄自己都不知道今晚降駕的神明會是哪位。

等了一陣子，終於等到了今天降駕的神明，是朴子配天宮的三媽。然後，進入第二回合的等待，向三媽稟報事由後，三媽要仔細查後才能起轎。

我問蔡師兄：「這要等多久？」蔡師兄說：「我也不知道。有的很短，有的非常長。」我再問：「最長的有多久？」蔡師兄答到：「有一位來問美國的事情，結果神明跑到美國去查，等了一個多小時。」

哇！原來除了要等神明降駕，還要等神明仔細查。每天辦事從晚上七點開始，所以一個晚上根本不可能有很多人問事。而且問事費用是自由樂捐，一般人是給五百至六百元左右；日子過得比較差的人，或許捐個一兩百元，端看個人心意。因此九玄宮的收入連維持宮廟都不足。

查的時間除了跟地方有關外，跟問的事當然也有很大的關係。例如，如果是問姻緣，神明還要去調閱姻緣簿。

親身見證相當罕見的「扶鑾問事」

九玄宮最特殊的，就是用攆轎出佛字。

九玄宮的「扶鑾問事」在臺灣已經很少見，是一個非常特別的體驗。這種做法幾乎不能作假，因為是由兩個人一起扶鑾，除非神明駕到，要不然兩個人很難同時寫字不出錯，因為任何一方何時要寫字、操作的方向都是無法預測的。扶鑾問事的整個流程非常耗時耗力，吃力不討好。

「扶鑾問事」非常費體力，轎輦前後大力晃動後，椅腳在桌上敲寫神諭，另一位筆生師姐一旁抄錄。我去的那天，轎輦搖動幅度很大，我擔心蔡師兄與師姐撐不撐得住？結果蔡師兄說：「朴子配天宮三媽還好啦！」原來每位神尊降駕的脾性也會反應在轎輦搖擺的幅度上，每位神尊搖擺的幅度不同。

我親戚的兒子問完事後，蔡師兄看了神諭指出問題不大，並點了很大很大的一把香，幾十根有。香一直冒煙，師兄用這把香從頭打到腳，把他全身仔細薰了一遍，然後說：「已經解決了。」

剛好那天後面沒人，蔡師兄就順道問我：「馬老師，要不要也來問問事？」

那天我本來沒有問事的準備，而且心想，用這麼濃的煙燻我，我可能會受不了；但看到「扶鑾問事」相當新奇，便轉念決定一試。

結果，朴子奉天宮的三媽竟然寫了好多字，撵轎大力撞得一直響，師姐一直仔細地看、仔細抄錄。

我心想「慘了！」寫完字之後，蔡師兄看了神諭，只講了一句話：「你沒事。」

突然之間，我心中雲開見日。我一看筆生師姐抄錄三媽祖的神諭，內容為：「休息時間多喝薑黃、人蔘、枸杞加桂花沖泡服飲，每回酌量保溫沖泡十五分飲用。疲勞倦態多作休息，可無事礙，一〇六年六月十日」。

開心，謝謝三媽祖。

蔡師兄老實忠厚，以前是做木工裝潢的。他與其他師父做裝潢久了，都有些駝背，有一天做了一個手轎，突然手轎靈動了起來，他跟另外一位師父倆人每天拿會靈動的手轎，搖久了，背竟然就慢慢不駝了。鄰居有兩位婦女身體不好，蔡師兄也請她們兩個拿手轎，身體竟也慢慢好了。一九九六年，太白金仙降旨要蔡師兄承擔天命，兩位師姐也變成了他最得力的助手。

冤魂附身來報仇，玄天大帝出馬談判

九玄宮的故事太多了。江柏樂老師說他一個臺中朋友的妹妹，出現了非常嚴重的異樣，江柏樂老師就推薦他去找九玄宮。這個女生是在新竹科學園區任職，來的那天開了一輛休旅車，由五個人抬下車壓制著，女生一直掙扎狂叫、面目猙獰。

一走進九玄宮，女生就對著蔡師兄狂吼：「你不要亂管閒事！」

這是怎麼一回事？原來這個女生的哥哥當年在臺東憲兵連當兵，有一天跟同事喝醉酒，跑去當地的旅館，可能是想輕薄櫃檯小姐，竟失手殺死櫃檯小姐。醉醒後，他們跑去自首。原本憲兵殺人是唯一死刑，但因為失手殺人加上自首，兩個人被判了無期徒刑；正好又遇到李登輝總統減刑，蹲了十二年就出獄了。被殺害的旅館櫃檯小姐一直心懷怨恨、無法投胎，看到倆人出獄，便想報仇。

剛好其中一個人的妹妹是靈異體質，容易招惹無形朋友，她就附身在妹妹的身上。結果蔡師兄發覺他沒有辦法解決這件事情，因為這位無形朋友已經申請到報仇的黑令符，無法將她驅走。最後只好敦請九玄宮的主神玄天大帝出馬，來跟她談判。

雙方談了超過兩個鐘頭，決定替她辦法會，並且要連續布施七年，以每年五百斤的白米做功德，將功德轉給她，好讓她去投胎。解決之後，這位妹妹才突然清醒，第一句話就說：「我為什麼在這裡？這裡是什麼地方？」

九玄宮辦事是從晚上七點開始，每月逢農曆五或十之倍數日或神明壽誕即休息，要事先致電預約時間，要提早抵達登記，遲到不辦理。有興趣的朋友可參考。

神諭天書，與脫離餓鬼道的女學生

講到神諭、寫字、天書，我還有更奇特的經驗。

有一次我到杭州談節目合作，臺商朋友知道我是王羲之《蘭亭集序》的超級粉絲，因此專程帶我去了一趟「蘭亭」，完成我的心願。我有一幅從北京故宮馮承素摹本拓印下來的《蘭亭集序》，這是北京商務印書館慶祝建館百年，特別情商北京故宮拿出來，做為一百週年贈送貴賓的珍貴獻禮。我當時擔任臺灣商務印書館總編輯，所以也拿到一幅。

我在電視上講《蘭亭集序》大概講了超過十次，如今得以身臨其境，內心的激動與感動，外人很難體會。回來後我也一直跟寶傑說，我要在電視上再講。

當時去完「蘭亭」，朋友知道我生病後看了很多大師與宮廟，就說郊外有一個包公廟很靈，可以去看一看。我什麼廟大概都看過，就是沒看過包公廟，便很有興趣。但沒想到，這個廟位於很偏僻的地方，四下無人；而且廟非常地小，還藏在樹木長草中，如果沒有人帶，你根本找不到。

結果我一跪下去，全身就不停地搖晃，非常有感覺。更絕的是，跟著去的一個女孩（新北市議員蔡明堂的姪女）突然要了紙筆，振筆直書寫了十六個字，她自己也不知道為什麼要寫這十六個字。我自認還有一點文化，但一看就嚇了一跳，左看、右看沒有一個字我認得，又是一次「天書」。

回到臺灣後，朋友跟我說：「林口有位無極金露元心宮林裕仁老師能解。」

老師的宮廟位於林口一棟四層的建築內，一二三樓是老師的住家與活動場所，四樓是宮廟，供奉的神明非常多，儒、道、釋全都有，連老子、孔子都有。師父看了神諭之後，跟我說了下面幾件事：

第一，你母親往生之後，你沒替他辦過法會，我來幫你母親辦一場法會（這個就厲害了，如果想知道我母親是否往生，或許還可以查得到資料；但我沒替母親辦過法會，這就絕對查不到了。）

第二，你父親家有一個小房間，裡面有些東西要處理（為何每個師父都知道家父沒住我家？）

第三，你有一位女學生，因為做了錯事自己輕生。但是她現在餓鬼道輪迴，希望你能夠幫助她。

結果老師幫我母親辦了一場法會，我原本包了一個紅包要給老師，但老師拒收，只說結緣，令我非常感動。

後來老師又到父親家，把家裡所有的窗戶與門都打開，到父親家小房間做了一個簡單的儀式，做完後老師說：「房子都乾淨了。」我又包了一個紅包給老師，但老師拒收，又說結緣。

最後一件事跟我的學生有關，所以讓我非常的震撼。因為我真的曾有位女學生，大四時就到電視臺當節目執行企劃，因此常常曠課，我只好把她當掉。後來我們師生在電視臺重逢，學生成了我的執行企劃。我們後來交情非常好，很融洽，她自己也對當年曠了太多課感到很抱歉。然而，後來她在工作上出了一些問題，竟然一時想不開就輕生了，讓我相當難過。

那天我跪在無極金露元心宮，現場來了很多人，大約廿多位。老師在神壇前面念念有詞，突然問「來了沒有？」弟子們齊聲回答：「來了！在窗戶外面不敢進來。」師父說請她進來。弟子回答：「人進來了，但是很餓，想吃東西。」突然之間，在場每一個人都聞到了泡麵的香味，原來是師父做法弄泡麵給她吃。待她吃飽之後，師父就替她做了一個法會超渡投胎。

我心頭一陣難過，她是一位好女孩，只是一時糊塗。知道學生脫離了餓鬼道，能夠投胎重新做人，我也放心了。

第七章　幸天宮與江柏樂，三芝何婆婆

找幸天宮「尪姨」牽先母亡魂不成

幸天宮是專門牽亡魂的宮廟，也是江柏樂老師替我牽的線。

我跟江老師從以前上節目時就認識，但只是點頭之交。後來江老師有了個副業，就是進口大陸大師級的高級瓷器，我對瓷器也有些許研究，我們就因瓷器結緣，成為至交好友。江老師看我身體情況非常糟糕，懷疑與我母親有關，因為我母親是世界上最愛我的人，她的離去是我生命中最深的悲慟。江老師就說：「馬老師你去幸天宮牽母親上來，問問看你的身體跟母親有沒有關係？」

第一次聽到「牽亡魂」，我就想到《第六感生死戀》的情節，由琥碧戈柏飾演「尪姨」，當尪姨進入冥想狀態之時，死去親人的魂魄就會來依附在尪姨身上。

我查了一下，臺灣最有名牽亡魂的宮廟，包括了：花蓮慈惠堂石壁部、宜蘭五結鄉的灶君廟，然後就是金山的幸天宮。

當時因為身體狀況不佳，渴望找到原因，我便徵得家父的同意，找了一天去幸天宮，家父與妹妹都同行。

幸天宮每星期日、初一、十五休息。主神是關聖帝君，下凡來為信眾辦事的則是玄天上帝。上午十一點以前，想要和陰間親人溝通的信眾，得先把亡者的生前地址、生辰忌日，以及家屬與亡者的關係請乩童寫在紅紙上，由乩童先燒香訴請神明幫忙。

我們十一點以前就抵達，因為父親不能牽母親，於是就由我來牽。寫完紅紙後，我們就先去吃中餐，下午兩點才辦事。吃完中餐回來後，奇怪的事情發生了。我一直在想，為什麼奇怪的事情總是發生在我身上？

全場竟然只有我們一家人！我還在想這是好事，因為跟母親談話的時候，我並不希望有外人在場，有些事可能不方便讓外人聽聞。

沒想到尪姨說：「我們這裡的規矩，只有一組人我們是不牽的。」然後又說：「幾乎沒有發生過這種事，今天真是非常罕見。昨天忙得不得了，來了十幾二十組。」

為了不白跑一趟，只好讓家父申請去牽我的祖母上來，我們想這樣就有兩組了！沒想到尪姨竟說：「同一個家庭不管牽幾個人，都只能算一組。」

傻眼！我們只好在現場等待，看有沒有其他人來。等了一陣子，尪姨說：「鬼門關要關了，今天無法牽了。」

事後連江老師聽了都大感驚異，因為他介紹了很多人去幸天宮，有些人是沒牽上來，但從來沒有是因為人數不足而牽不成的。

家父對我說：「可能冥冥之中，你母親不願意被牽，所以我們以後也別牽了，讓你母親安息。」

牽亡魂如何牽？雖然我無法告訴你，但我的經驗實在太奇特。幸天宮位在金山郵局旁，有牽成功者要給一千元當作功德金，沒牽上來就不用。

那為什麼要牽亡魂呢？原因大致上有以下三種：

1. 很多人會有一些事情要問，常與財產有關。所以才會去幸天宮問密碼、銀行的存款、珠寶等跟財產相關的事。

2. 因為非常想念往生者，想和祂說說話，問問祂好不好？

3. 因為身體不舒服，而且是跟往生的親人有關。這種靠作法、驅趕、超渡是沒用的。要了解是什麼結？打開這個結問題就迎刃而解。所以一定要把當事人的亡魂牽上來，問清楚，而非一味求神拜佛。

名人「牽亡魂」，化解陰陽糾葛

江老師還曾跟我講過兩位名人的故事。

第一位是影劇界非常非常有名的女藝人。她的公公得怪病住在長庚，江柏樂老師邀請萬真大師十萬火急地趕去。江老師一看就知道，這位女藝人的公公是煞到無形的朋友；一問之下，才知道原來他去打獵時踩到人家的墓碑，人家就從山上一直跟回家了。

江老師不解，他請宮廟加持幫她公公家安座了觀世音菩薩、關聖帝君以及土地公三尊神像；有這三尊加持過的神像，無形的朋友應該進不去才是。再問之下，原來其中一個神像的手指斷掉了，要拿去修理，他們就乾脆三尊神像都一併拿去整理一下，所以家中神壇無神明。

找到原因就有辦法處理，處理完如果就解決了，這件事就不值得我寫了。因為這種事在一般宮廟是平常事。問題是處理好之後，公公的病情仍是不見起色，這就非常罕見了。原來請走了一位，竟然還有一位。這一位是什麼背景呢？江老師就讓他們去幸天宮，將祖先請出來問一下。一問之下，立刻就有了答案：原來當年有位女阿祖嫁來他們家的時候，帶了一位兒子來；那位兒子來了之後並沒有跟他們姓，所以往生後，也就不能進他們家的門。問清楚了緣由，事情也就能處理了。

還有一位，就是前臺北市議員童仲彥的前服務處主任邱惠美。她因被童仲彥稱為「如果是男人，看到邱主任不喜歡她的話，那就不是男人」，而名噪一時。但其實邱惠美的情路十分坎坷，甚至曾有宮廟表示，她被六千年的狐狸精、六十四個鬼魂纏上。對此，江柏樂老師說，雖然這樣的數字有點誇大，但邱惠美的前夫放不下她，死後魂魄一直跟在她身邊。

於是，江柏樂老師就要邱惠美去幸天宮將亡夫的魂牽出來聊一聊。

江柏樂老師是在某個餐會上認識邱惠美，後來在廟會拜拜又碰到。邱當時告訴他感情上有困擾，想要求桃花，讓感情路走得更順。江老師便感應到有「不乾淨的東西」跟在邱身邊；他原本以為是邱從事殯葬業的關係，後來細問才知道，這個「東西」應該是她已經過世的前夫。

邱惠美當時問江柏樂，為何前夫會讓她感情不順？江柏樂說：「妳長得漂亮、身材又好，前夫早死放不下，所以才每天跟在妳旁邊。」

根據《鏡週刊》的報導，邱惠美曾自曝：「我老公跟他前妻生了兩個小孩，小孩跟媽媽住，我們沒生。我老公生意做得不錯，我們生活很優渥，住在臺北市天母一間七、八十坪的豪宅裡，但後來他財務吃緊，又與股東有糾紛，情緒不穩定，常跟我吵架，二〇一三年十月一日我們離婚。」

奇怪的事發生，邱惠美與先生離婚後還住在天母家中，但十月二十二日前夫突然跟她大吵一架，並把她趕出家門。隔天二十三日，是前夫的生日，前夫多名友人晚間到家裡幫他慶生，大家喝了不少酒。二十四日凌晨，前夫帶著醉意回到主臥房，其他友人則在客廳或其他房間睡覺。二十四日上午，友人陸續醒來，卻沒看到邱的前夫。一名友人進入主臥房找人，最後在浴室的大浴缸裡發現邱的前夫，當時他頭部浸在水裡，已經沒有呼吸心跳。①

江柏樂老師說，為何生日前一天將邱惠美趕出家門？既然要離婚，為何往生後卻對邱惠美不離不棄？要解決這個問題，就必須將亡夫的亡魂牽上來問清楚。

情仇問清楚，才能化解陰陽纏繞。

三芝何婆婆牽亡魂，竟牽出王永慶董事長!?

我去幸天宮牽母親沒成功，後來總算在三芝何婆婆處看到牽亡魂的演出。

會去三芝，是臺大地理環境資源學系朱子豪教授力邀我去的（朱子豪教授事蹟請見神鬼篇第五章）。地點在三芝海邊，一樓與二樓是餐廳，辦事則在三樓。我上樓之後，何婆婆簡單問了問，就說：「你母親很好，要燒些紙錢給母親與祖先。」

何婆婆主要還是跟朱子豪教授講話，當然也是牽亡魂。她本人略帶外省口音，結果，她當場就將臺塑王永慶董事長的亡魂牽上來；而厲害的是，她竟然講話的聲音與動作立即變成王永慶董事長在說話。因為我跟王董事長接觸很多次，動作跟語言真的很像；如果是假的，至少何婆婆可說是模仿界的天王。

何婆婆（王永慶董事長）跟朱子豪講：「我走得太突然，有些事沒交代清楚，弄得現在子孫為財產失和，你幫我帶一些訊息給三娘。」

朱子豪教授回說：「要讓三娘信我，您一定要告訴我一兩件只有您跟三娘才知道的事情。」

何婆婆（王永慶董事長）說：「你過來，我告訴你。」我當然不敢問他（王永慶董事長）說了什麼，只問說為什麼會選上朱子豪教授？何婆婆說朱子豪教授有法力體質，才能做信差。

過了一下，又變成蔣經國總統上來，要我多為國家社會出點力，哈哈哈！不過語言與動作，都真的蠻像的。

花蓮的石壁部堂牽亡魂非常有名，無論牽不牽得到都不用付錢，但是要燒金紙，從數千到數萬元都有。何婆婆也是如此，牽亡魂或問事都不用付錢，但要燒金紙。何婆婆說：「現在大家都不燒金紙，所以陰陽界的政府與官員都缺錢，你們燒的紙錢，都在半途被政府的官員攔截，都收不到。」

因此，只有經過何婆婆的加持並親自焚化，將紙錢元寶供養給其他世界的眾生，才是最有效率的供養管道，母親也才收得到金紙

正要告辭的時候，婆婆突然跟我說：「我從電視上看眭澔平最麻煩，他身後跟著一大群無形的朋友，讓他來找我。」我告訴澔平之後，他也興致盎然地

跑去三芝找何婆婆。何婆婆究竟跟他說了些什麼，我不方便問，但澔平竟然跟我說：「何婆婆說你的前世是一隻超級青蛙，曾經咬了關聖帝君大腿一口。」一哈哈哈，實在是太有趣了！

後來，朱子豪教授帶何婆婆去木柵會關天師（關天師事蹟請見神鬼篇第五章），仙拼仙，我想場面一定很好玩。

1.《鏡週刊》調查組（二〇一七年二月八日）。【童邱戀桃花劫】邱主任前夫　離奇溺斃自家浴缸中。https://www.mirrormedia.mg/story/20170207inv006/

後記　定靜的智慧：強的人最安靜，對的人不喧嘩

在最近的十年，生命起了三次驚天動地的大變化，三次都是生病。

第一次，就是十年前得了本書所說的怪病，讓我輾轉於醫院之間，苦不堪言！期間遇到了一些大師跟宮廟都要我做功課，就是對前世懺悔、對今生做功課。我的心性、行為方式、思想模式、都起了翻天地覆的變化。

第二次，是我曾經在六年中得了三次新流感。其中一次變成重症，我先在忠孝醫院住了五天，嚴重到兩個肺都變成白肺，整個肺浸潤。五天後，胸腔內科陳主任陪著我坐救護車轉院到榮總，到榮總那天是小年夜。除夕與過年，我

一個人躺在病床與病魔博鬥，同時大家在歡欣迎新的一年，讓我當時覺得名又如何？利又如何？與他人結怨是世界上最愚蠢的事，能夠健康的與家人相處才是生命最重要的事。

第三次，是我心臟動了一個大刀。疑似我自己的免疫力攻擊我的心臟，讓我的心包膜鈣化（變硬變厚），心臟像是被厚鐵甲包住無法開展，因此需要開刀將鈣化的部分切除，讓心臟恢復正常跳動。我是在十二月二十三日開刀，十二月二十四日是我的生日，我在加護病房身上插了七支管子過我的生日，真的有新生的感覺。從加護病房出來後，我在普通病房迎接了元旦，感覺到了一年新起，獲得新生的力量。

這讓我又一次覺得名又如何？利又如何？與他人結怨是世界上最愚蠢的事，能夠健康的與家人相處，才是生命最重要的事。蝸牛角上爭何事？石火光中寄此生；隨富隨貧且歡樂，不開口笑是痴人。

我出院後，對於我有誤會與恩怨的朋友，有的找來家中、有的打去電話，一笑泯恩仇！如果手術沒過，這些誤會與恩怨留在世上，就成了生命中醜陋的一個疤！老天留我在人間，就是讓我來撫平這些疤。

我做得很努力，劉燦榮社長看到了我的努力，常常說：「馬老師現在是我見過脾氣最好的人，是我學習的對象。」

前面也提到，球哥對我說：「你今年確實有一個生死劫，不過不是不能化解。但不是靠我化解，要靠我們一起來化解。我會幫你的忙，但是最重要的是你自己。該怎麼做？你自己要仔細的想一想，如果想不清楚，再來找我，我再告訴你。」

我回去後想了很久，近十年來，我雖然做得很努力，但還是有些東西沒放下，就是我的驕傲、好強、爭勝。我想起陳履安先生曾對我講了一個故事，他說自己學佛之後，淡泊名利，把家裡很多收藏都送人，送掉後家中變得樸實簡單，讓他內心很高興。有一天他到地下室，發現整個地下室都是他珍藏的酒，履安先生對於酒情有獨鍾，這些酒是他多年的珍藏。他才發覺自己原來沒有完全放下，酒就捨不得送出去。

驕傲、好強、爭勝，是我內心最難拔出的一塊。所以我現在每天起床，都會在床上唸三遍：「溫柔敦厚、與人為善、謙謙君子」，因為這十二個字正是我的罩門。我也每晚檢討自己這一天有沒有違背這十二個字，其實常常違背，所以還有一段路要努力。

我的好朋友雲朗集團盛治仁總經理跟我非常類似，他是人生勝利組，但他受傷了，而且竟然也是在過生日的前一天，真是巧合！一個月的疼痛，為他換來人生重大的體悟，才明白外在的東西的都是假的，真心感恩珍惜自己擁有的一切！

我看了治仁兄寫的病後心得，我心有戚戚焉，特附於最後。各位讀者看完後，可以去抱抱老爸、親親老媽、告訴老婆或老公，你愛她／他！愛不要害羞說，加油！

「一月初很不幸地在生日前一天運動過程中嚴重撞擊，造成肋骨斷裂六根，及右肩膀鎖骨和韌帶斷裂；在手術臺上過了個難忘的生日。術後恢復期更是疼痛，平常移動就很辛苦，如不小心打噴嚏，感覺就像有把刀子插進腹部。晚上睡覺因只能固定一個不能平躺的姿勢，所以平均每小時都會醒來。在這痛苦過程中，卻也讓自己多了些人生體悟。尤其這幾天看到了ＮＢＡ球星布萊恩的驟逝，及武漢肺炎造成的恐慌，更是格外有感觸。

剛剛受傷，當然第一時間覺得怎麼會遇到這樣的無妄之災，運氣真差。轉念一想，真要感恩自己的幸運和上帝的保佑。皮肉傷雖痛，雖著時間和努力復健，終究可以復元。但如果受傷的是脊椎或頸椎，後果不堪設想了。

另一方面，這個過程也真的體會到人生的無常。前一陣子，我心裡還閃過個念頭，真心覺得蠻開心滿意現在生活，沒想到就有了變故。前一刻還在接受朋友同事生日祝福、無比開心，接下來就躺在手術室動刀。

雖說遭遇意外是偶然，但仔細想想，人生的生老病死循環，一點都不是意外，每個人都必經，只是發生時間和順序可能出乎我們預期。

我們真的不知道自己年歲能有多少，所以更應該好好把握每一天，珍惜擁有的時間，去做有意義的事，讓人生不白走一遭。布萊恩雖不幸英年早逝，但是他認真過每一天的拚鬥精神和積極態度，不管在球場或是退休後，都成為激勵無數人心的典範。

發生變故後，也讓自己重新思考很多事情的優先順序。之前掛念的許多事，受傷後，都覺得是微不足道小事。現在會覺得，只要能夠儘速回復無痛的正常生活，就很開心了。人生的優先順序也是一樣，當我沒有意識到時間有限時，關心的事物是不一樣的。重新調整自己的優先順序，專注在對自己真正重要事物上，才不會在沒有時間時，空留遺憾。

人們經常不珍惜已經擁有的；不管是健康、財富，或是和家人相處時間。有一天跟孩子們吃飯，就有感而發地分享，現在大家都習慣一邊吃飯一邊滑手機，不常聊天，因為我們覺得永遠都有一起吃飯機會，所以不特別珍惜。想想幾年後，孩子們離家念大學，說不定能夠這樣坐在一起吃飯的機會，一輩子加起來也只有一百次了。如果這樣想，就會把握機會，珍惜當下相處時光。

這段過程中，在培養和疼痛共處能力之餘，最令我安慰的是親情和友情。來自各方的關懷慰問，給了我很大的力量，也深深體悟到能夠活在愛中，是多麼寶貴及值得感恩的事。未來也要更努力將自己受到的祝福，在能力所及範圍，散播給周遭的人。

萬事互相效力。不管在順境或逆境，能有一顆滿足和感恩的心，就能夠有內在的平安喜樂。也祈願大家，新年每一天都能過得有意義，活得有價值。」

（取自盛治仁臉書）

我的神鬼靈療傳奇

大師、宮廟與奇療生死之旅

作　　者　馬西屏
執行編輯　顏妤安
行銷企劃　劉妍伶
封面設計　李涵硯
版面構成　賴姵伶
發行人　王榮文
出版發行　遠流出版事業股份有限公司
地址　臺北市南昌路 2 段 81 號 6 樓
客服電話　02-2392-6899
傳真　02-2392-6658
郵撥　0189456-1
著作權顧問　蕭雄淋律師
2020 年 8 月 31 日　初版一刷
定價新台幣 380 元

ISBN　978-957-32-8855-8
遠流博識網 http://www.ylib.com
E-mail: ylib@ylib.com

國家圖書館出版品預行編目 (CIP) 資料

我的神鬼靈療傳奇：大師、宮廟與奇療生死之旅 / 馬西屏著 . -- 初版 . -- 臺北市：遠流 , 2020.08
面；　公分
ISBN 978-957-32-8855-8(平裝)
1. 民俗療法 2. 民間信仰 3. 臺灣文化
418.991　109011512